Basis*werk* AG

J. van Amerongen, Hoogeveen, Nederland *Serieredacteur*
C.R.C. Huizinga-Arp, Amersfoort, Nederland *Serieredacteur*
J.M. Birza-Holthof, Groningen, Nederland *Serieredacteur*

Dit boek *Medische terminologie anatomie en fysiologie* is onderdeel van de reeks Basiswerken AG voor de mbo-opleidingen voor dokters-, apothekers- en tandartsassistenten.

Reeks Basis*werk* AG
De boeken in de serie Basiswerken AG bieden kennis voor de opleidingen op mbo-niveau voor dokters-, apothekers- en tandartsassistenten. Bij veel uitgaven zijn online aanvullende materialen beschikbaar, zoals video's, protocollen, toetsen etc.

Bestellen
De boeken zijn te bestellen via de boekhandel of rechtstreeks via de webwinkel van uitgeverij Bohn Stafleu van Loghum: www.bsl.nl.

Redactie
De redactie van de serie Basiswerken AG bestaat uit Jan van Amerongen, Rikie Elling en Rianne Schotsman, die ieder de uitgaven van een van de opleidingen coördineren. Zij hebben zelf ook boeken binnen de serie geschreven.

Jan van Amerongen is als arts-docent verbonden aan het Alfa-college te Hoogeveen. Daarnaast is hij actief bij de nascholing van doktersassistenten in Noord-Nederland.

Carolijn Huizinga-Arp is werkzaam als openbaar apotheker, actief in verschillende bestuurlijke functies en vanuit haar eigen schrijfbureau betrokken bij de ontwikkeling van (e-)cursussen voor apothekersassistenten, doktersassistenten, huisartsen en apothekers.

Jacquelien Birza-Holthof is als docent verbonden aan de opleiding voor tandartsassistenten van Het Noorderpoort te Groningen.

G.H. Mellema

Medische terminologie anatomie en fysiologie

Zevende, herziene druk

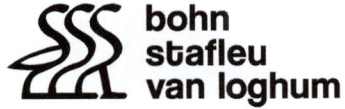

Houten 2021

G.H. Mellema
M3 Advies
Amersfoort, Nederland

ISSN 2468-2381 ISSN 2468-239X (electronic)
Basis*werk* AG
ISBN 978-90-368-2577-1 ISBN 978-90-368-2578-8 (eBook)
https://doi.org/10.1007/978-90-368-2578-8

© Bohn Stafleu van Loghum is een imprint van Springer Media B.V., onderdeel van Springer Nature 2021
Alle rechten voorbehouden. Niets uit deze uitgave mag worden verveelvoudigd, opgeslagen in een geautomatiseerd gegevensbestand, of openbaar gemaakt, in enige vorm of op enige wijze, hetzij elektronisch, mechanisch, door fotokopieën of opnamen, hetzij op enige andere manier, zonder voorafgaande schriftelijke toestemming van de uitgever.
Voor zover het maken van kopieën uit deze uitgave is toegestaan op grond van artikel 16b Auteurswet j° het Besluit van 20 juni 1974, Stb. 351, zoals gewijzigd bij het Besluit van 23 augustus 1985, Stb. 471 en artikel 17 Auteurswet, dient men de daarvoor wettelijk verschuldigde vergoedingen te voldoen aan de Stichting Reprorecht (Postbus 3060, 2130 KB Hoofddorp). Voor het overnemen van (een) gedeelte(n) uit deze uitgave in bloemlezingen, readers en andere compilatiewerken (artikel 16 Auteurswet) dient men zich tot de uitgever te wenden.
Samensteller(s) en uitgever zijn zich volledig bewust van hun taak een betrouwbare uitgave te verzorgen. Niettemin kunnen zij geen aansprakelijkheid aanvaarden voor drukfouten en andere onjuistheden die eventueel in deze uitgave voorkomen. De uitgever blijft onpartijdig met betrekking tot juridische aanspraken op geografische aanwijzingen en gebiedsbeschrijvingen in de gepubliceerde landkaarten en institutionele adressen.

Eerste druk, Uitgeverij Lemma BV, Utrecht 1995
Tweede, ongewijzigde druk, Elsevier gezondheidszorg, Maarssen 2001
Tweede druk, tweede t/m vierde oplage, 2003, 2006 en 2007
Derde, geheel herziene druk 2009
Vierde, geheel herziene druk, eerste en tweede oplage 2011, 2015
Vijfde (ongewijzigde) druk, Bohn Stafleu van Loghum, Houten 2016
Zesde, herziene druk, Bohn Stafleu van Loghum, Houten 2017
Zevende, herziene druk, Bohn Stafleu van Loghum, Houten 2021

NUR 180
Basisontwerp omslag: Studio Bassa, Culemborg
Automatische opmaak: Scientific Publishing Services (P) Ltd., Chennai, India

Bohn Stafleu van Loghum
Walmolen 1
Postbus 246
3990 GA Houten

www.bsl.nl

Voorwoord

Bij de eerste en tweede druk

In toenemende mate is er belangstelling voor assisterende beroepen in de gezondheidszorg. Hoewel de wijze van uitoefening in deze dienstverlenende functies heel erg verschilt, is er voor wat betreft de noodzakelijke kennis toch een grootste gemene deler aan te wijzen. Dit betreft de kennis van de anatomie en fysiologie op een basaal niveau, met daarbij de Latijnse of Griekse terminologie zoals die in de geneeskunde gebruikelijk is. Zowel voor de secretaresse van de medisch specialist en de verwerker van coderingen voor medische ingrepen, als voor receptionistes of afdelingssecretaresses in ziekenhuizen en verpleeghuizen en voor verzekeraars, ziekenfondsen of bedrijfsverenigingen kan deze kennis bij de uitoefening van hun taak een grote steun zijn. In de vele gesprekken die ik heb mogen voeren met de eerder vermelde doelgroepen, is steeds weer gebleken dat er onvoldoende begrip bestaat van de medische terminologie, hoewel vaak de kennis van het menselijk lichaam wel aanwezig is. Hierdoor stuiten de medische termen die de arts gebruikt in zijn gesprekken of correspondentie op een volledig onbegrip bij degene die de overdracht ervan verzorgt in geschrift (specialistenbrief) of woord (gesprekken met patiënten). Om deze leemte enigszins op te vullen wordt dit eerste deel (van een drieluik) over de medische terminologie uitgegeven. De andere delen zijn: Pathologie en traumatologie en Diagnostiek en therapie. Hoewel ik ervan overtuigd ben dat deze leerboeken slechts tot op zekere hoogte tegemoetkomen aan de vaak specifieke wensen van de doelgroepen, lijken ze toch een goede aanzet tot de aanvulling van de in mijn ogen voor de doelgroepen noodzakelijke kennis van medische terminologie.

Roel G. Sterken
1995

Bij de derde druk

De ontwikkelingen in de geneeskunde gaan door en er zijn inmiddels nieuwe inzichten ontstaan. Daarom verschijnt er een geheel herziene druk. De uitgangspunten zijn echter gelijk gebleven. Ook zijn er diverse fouten uit de eerste druk hersteld (met dank aan Dolf Krook, docent anatomie).

Geertjan H. Mellema en Roel G. Sterken
2009

Bij de vierde en vijfde druk

In de praktijk is gebleken dat het boek op een aantal kleine punten nog verbeterd kon worden. Die verbeteringen zijn nu doorgevoerd, opnieuw met dank aan Dolf Krook.

Geertjan H. Mellema
2011

Bij de zesde druk

In deze druk heeft de uitgever de mogelijkheid aangegrepen om de uitspraak van de woorden in de woordenlijst aan te geven door een onderstreping van de klinker waar de klemtoon ligt. Daarmee is een door mij lang gekoesterde wens in vervulling gegaan. Ook zijn er enkele kleine aanpassingen gedaan.

Ik wil mijn dank uitspreken aan Dolf Krook, die met zijn nauwgezette blik alles heeft vervolmaakt.

Geertjan H. Mellema
2017

Bij de zevende druk

In deze druk zijn enkele aanvullingen gedaan en zijn enkele onvolkomenheden opgelost, met grote dank aan Jan van Amerongen en de anatomiedocenten Dolf Krook en Jan-Jaap Mellema BSc voor hun waardevolle aanvullingen en suggesties voor verbetering.

Geertjan H. Mellema
2020

Inhoud

1	**Inleiding in de medische terminologie**	1
1.1	Spelling	2
1.2	Uitspraak	3
1.3	Voor- en achtervoegsels	3
1.4	Begrippen	6

2	**Opbouw van het menselijk lichaam**	11
2.1	De cel	12
2.2	Weefsels	16
2.3	Orgaan	21
2.4	Woordenlijst	23

3	**Algemene fysiologie**	27
3.1	Inleiding	28
3.2	Diffusie	28
3.3	Osmose	29
3.4	Stofwisseling	29
3.5	Woordenlijst	31

4	**Spijsverteringsstelsel**	33
4.1	Inleiding	34
4.2	Bouw en functies	34
4.3	Woordenlijst	45

5	**Ademhalingsstelsel**	49
5.1	Inleiding	50
5.2	Bouw en functies	50
5.3	Woordenlijst	56

6	**Bloedsomloop**	59
6.1	Inleiding	60
6.2	Bouw en functies	60
6.3	Woordenlijst	72

7	**Bloed**	75
7.1	Inleiding	76
7.2	Samenstelling en functies	76
7.3	Bloedgroepen	80
7.4	Woordenlijst	82

8	**Urinewegen**	85
8.1	Inleiding	86
8.2	Bouw	86
8.3	Woordenlijst	90
9	**Huid**	93
9.1	Inleiding	94
9.2	Functies	94
9.3	Bouw	94
9.4	Woordenlijst	98
10	**Skelet**	99
10.1	Inleiding	100
10.2	Bouw	100
10.3	Verbindingen	102
10.4	Functies	104
10.5	Onderverdeling	104
10.6	Woordenlijst	115
11	**Spierstelsel**	121
11.1	Inleiding	122
11.2	Functies	122
11.3	Bouw	122
11.4	Belangrijkste anatomische spiergroepen in ons lichaam	125
11.5	Woordenlijst	128
12	**Zenuwstelsel**	131
12.1	Inleiding	132
12.2	Willekeurige zenuwstelsel, bouw en functies	132
12.3	Onwillekeurige zenuwstelsel, bouw en functies	142
12.4	Woordenlijst	142
13	**Hormoonstelsel**	145
13.1	Inleiding	146
13.2	Bouw en functies	146
13.3	Woordenlijst	151
14	**Zintuigen**	153
14.1	Inleiding	154
14.2	Bouw en functies	154
14.3	Woordenlijst	163
15	**Geslachtsorganen**	167
15.1	Inleiding	168
15.2	Mannelijke geslachtsorganen	168
15.3	Vrouwelijke geslachtsorganen	170
15.4	Woordenlijst	176

Inleiding in de medische terminologie

1.1 Spelling – 2

1.2 Uitspraak – 3
1.2.1 Klemtoon – 3
1.2.2 Letters – 3

1.3 Voor- en achtervoegsels – 3
1.3.1 Voorvoegsels – 3
1.3.2 Achtervoegsels – 5

1.4 Begrippen – 6
1.4.1 Anatomische begrippen – 6
1.4.2 Ligging – 6
1.4.3 Beweging – 8

© Bohn Stafleu van Loghum is een imprint van Springer Media B.V., onderdeel van Springer Nature 2021
G. H. Mellema, *Medische terminologie anatomie en fysiologie*, Basiswerk AG,
https://doi.org/10.1007/978-90-368-2578-8_1

De medische termen die we in dit boek zullen tegenkomen, zijn vaak opgebouwd uit Latijnse of Griekse woorddelen die anatomische of fysiologische begrippen inhouden. Dit zijn begrippen die de bouw van het menselijk lichaam, respectievelijk het normale functioneren van het menselijk lichaam omschrijven. Dat lijkt meestal ingewikkelder dan het is, omdat we in ons taalgebruik ook veel woorden kennen die oorspronkelijk uit het Latijn of Grieks komen, zonder dat we ons daar direct bewust van zijn.

1.1 Spelling

Voor een goed gebruik van medische begrippen moet je herkennen wat het enkelvoud en wat het meervoud van deze woorden is.

Latijnse woorden in enkelvoud krijgen vaak de uitgang *a*, *us* of *um*. Denk aan: villa, medicus en museum. De meervoudsvormen eindigen respectievelijk op *ae*, *i* en *a*. In het Nederlands kennen we de twee laatstgenoemde meervoudsvormen ook: het meervoud van 'medicus' is 'medici', 'museum' wordt 'musea'. De meervoudsvorm op -ae wordt in het Nederlands niet vaak gebruikt (collega – collegae).

Voorbeelden van medische termen

vertebra (wervel)	vertebrae (wervels)
nervus (zenuw)	nervi (zenuwen)
atrium (hartboezem)	atria (hartboezems)

Bij het meervoud van Latijnse zelfstandige naamwoorden moet je er rekening mee houden dat ook het bijbehorende bijvoeglijke naamwoord een andere vorm krijgt.

Voorbeelden

vertebra lumbalis (lendenwervel)	vertebrae lumbales (lendenwervels) ('vertebra' is het zelfstandige naamwoord en 'lumbalis' het bijvoeglijke naamwoord)
nervus spinalis (ruggenmergzenuw)	nervi spinales (ruggenmergzenuwen)

Verder komt in het Latijn en het Grieks de tweede naamval (genitivus) voor. De tweede naamval duidt een bezits- of afhankelijkheidsrelatie aan.

Voorbeeld tweede naamval
De medische term voor poortader 'vena portae', waarbij 'vena' ader betekent en 'porta' poort. De uitgang -*e* geeft de tweede naamval aan

1.2 Uitspraak

1.2.1 Klemtoon

Bij medische termen ligt de klemtoon vaak op de derde lettergreep van achteren, maar dat geldt niet voor samengestelde woorden. Na de beklemtoonde lettergreep volgen dus nog twee onbeklemtoonde lettergrepen. Bij het woord 'ovarium' bijvoorbeeld ligt de klemtoon op de a: ov_a_rium. Wanneer er geen drie lettergrepen zijn, ligt de klemtoon op de tweede lettergreep van achteren, bijvoorbeeld bij c_o_lon. Helaas zijn er nogal wat uitzonderingen op deze algemene regel.

Bij woorden die vernederlandst zijn, komt de klemtoon meestal op de laatste lettergreep, bijvoorbeeld: anem_ie_, de vernederlandsing van an_ae_mia.

1.2.2 Letters

- De c spreek je uit als [s] als die voor de letters e en i staat, en meestal ook voor de letter y. In het Nederlands zie je dat terug in woorden als: 'cent', 'citroen' en 'cynisch'.
- De c spreek je uit als [k] als die voor de letters a, o en u staat. In het Nederlands zie je dat in woorden als: 'cacao', 'cocon' en 'cultuur'.
- De c spreek je uit als [k] als die voor een medeklinker staat. In het Nederlands zie je dat in woorden als: 'accent', 'crediteur', 'actie' en 'eczeem'.
- e spreek je uit als [ee], zoals in 'teen', of als [è], zoals in 'vet', of als [e] zoals in 'gezicht'.
- u spreek je uit als [u], zoals in 'put', of als [uu], zoals in mutatie [muutaatsie].
- ae spreek je uit als [ee].
- eu spreek je uit als [eu] of als [ui], bijvoorbeeld neurotisch [neurooties] en therapeut [teeraapuit].
- oe spreek je uit als [eu], bijvoorbeeld oedeem [eudeem].
- y spreek je uit als [i] of als [ie], bijvoorbeeld lymfe [limfe] en cyclisch [sieklies].

1.3 Voor- en achtervoegsels

De medische terminologie kent voor- en achtervoegsels die te maken kunnen hebben met anatomische of fysiologische begrippen, maar ook met algemene Latijnse of Griekse woorden. Heel vaak kom je deze delen van woorden ook tegen bij 'normale' Nederlandse woorden.

1.3.1 Voorvoegsels

> **Voorbeelden**
> - Asociaal: a = niet, dus: niet sociaal.
> - Apneu: a = niet, pneu = adem, dus: geen adem, (tijdelijk) ophouden van de ademhaling.
> - Automobiel: auto = zelf, mobiel = bewegend, dus: zelfbewegend.
> - Liposuctie: lipo = vet, suctie = zuigen, dus: ingreep waarbij vet wordt weggezogen.

a- of an-	– niet
angio-	– vat
anti-	– tegen
auto-	– zelf
brady-	– traag
brachy-	– kort
chrom-	– kleur
di-	– dubbel
dia-	– door, afzonderlijk, tussen
dys- of dis-	– moeilijk, slecht
endo-	– naar binnen toe
epi-	– op, boven
erytr- of erythr-	– rood
exo-	– naar buiten toe
extra-	– buiten, behalve, bovendien
haem-, hem- of hemato-	– bloed
hemi-	– half
hydro-	– water
hyper-	– veel, hoog
hypo-	– weinig, laag
infra-	– onder
inter-	– tussen
intra-	– in, binnen
leuco- of leuko-	– wit
lipo-	– vet
mal-	– kwaad, ziekte
mono-	– één
myo-	– een spier betreffend
neo-	– nieuw
oligo-	– weinig
path-	– ziekte
per-	– doorheen
peri-	– rondom
pluri-	– veel(soortig)
poly-	– veel
post-	– na
pre-	– voor

re-	– opnieuw
sclero-	– hard
sub-	– onder
supra-	– boven
tachy-	– snel
uni-	– één

1.3.2 Achtervoegsels

Voorbeelden

- Bradycardie: brady = traag, cardie = het hart betreffend, dus: abnormaal vertraagde hartwerking, met een hartslag van minder dan 60 slagen per minuut.
- Dyspneu: dys = slecht/moeilijk, pneu = adem, dus: kortademigheid, moeilijk ademend.
- Myalgie: myo = een spier betreffend, algie = pijn, dus: spierpijn.
- Hemiplegie: hemi = half, plegie = met betrekking tot verlamming, dus: halfzijdige verlamming.

-algie	– pijn
-ase	– enzym
-cardie	– het hart betreffend
-cide	– dodend
-cyt	– cel
-ectasie	– verwijding
-ectomie	– uitsnijding (geheel)
-ese	– toestand of vermogen
-geen	– veroorzakend, betreffend
-grafie	– afbeelden, schrijven
-itis	– ontsteking
-logie	– leer van een wetenschap
-oom, -oma	– gezwel
-ose	– aandoening
-pexie	– fixatie, aanhechting
-plegie	– verlamming
-resectie	– uitsnijding (gedeeltelijk)
-scopie	– bekijken, inspecteren
-sectie	– openen
-tomie	– snijden
-troop	– met betrekking tot

1.4 Begrippen

Hierna volgen enige algemene begrippen die in de geneeskunde worden gebruikt.

1.4.1 Anatomische begrippen

abdomen	– buik
cauda	– staart
cranium	– schedel
dorsum	– rug
extremiteiten	– ledematen
os	– bot
thorax	– borstkas

1.4.2 Ligging

Om een plaats in het lichaam te omschrijven worden de volgende begrippen gebruikt (zie ◘ fig. 1.1).

centraal/mediaal	– het midden
mediaal	– naar het midden toe
distaal	– verst van het middelpunt gelegen
lateraal	– aan de zijkant gelegen
proximaal	– dichtst bij het middelpunt gelegen
superior	– hoger gelegen
craniaal	– in de richting van de schedel
inferior	– lager gelegen
caudaal	– in de richting van de staart
posterior	– aan de achterzijde gelegen
dorsaal	– aan de kant van de rug
anterior	– aan de voorzijde gelegen
ventraal	– aan de kant van de buik
transversale vlak	– horizontale vlak
mediane vlak	– vlak in de middellijn gelegen
paramediane vlak	– naast het mediane vlak gelegen
frontale vlak	– vlak evenwijdig aan het voorhoofd

1.4 · Begrippen

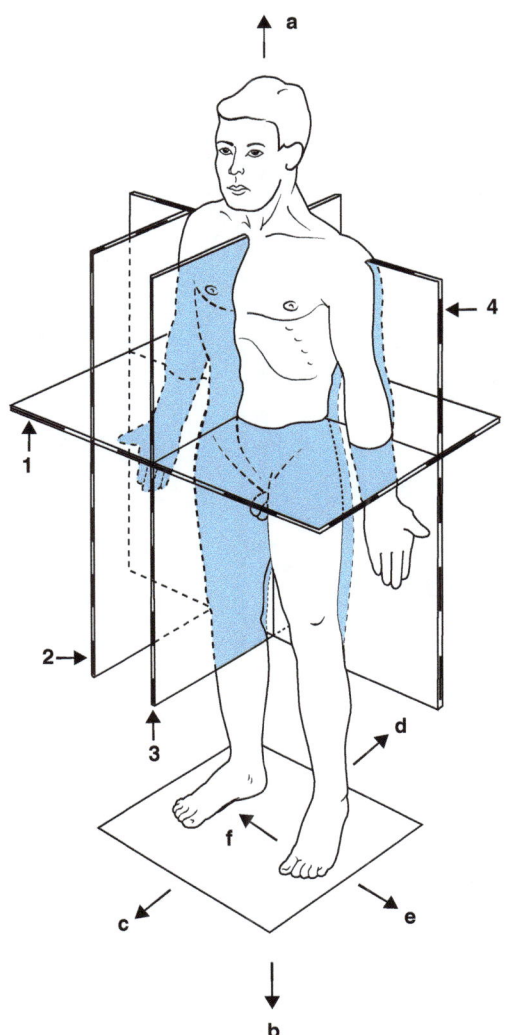

1 transversale vlak
2 paramediane vlak
3 mediane vlak
4 frontale vlak

a superior of craniaal
b inferior of caudaal
c anterior of ventraal
d posterior of dorsaal

e lateraal
f mediaal

Figuur 1.1   Anatomische vlakken

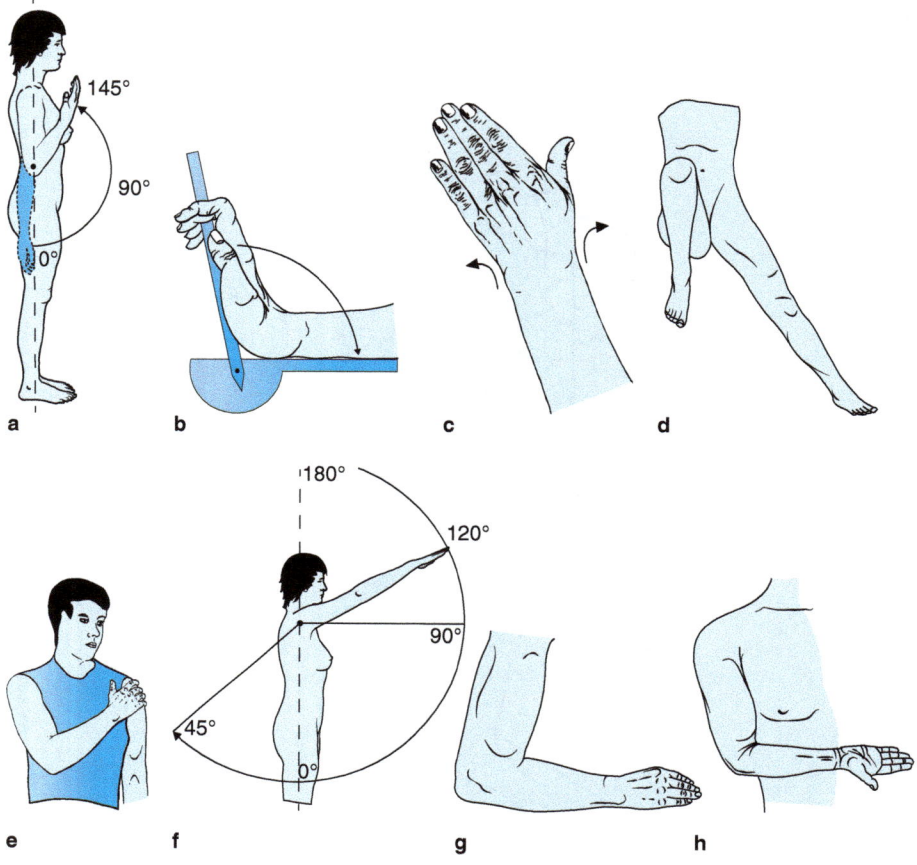

a flexie-extensie van de elleboog
b dorsiflexie van het polsgewricht
c ab- en adductie van het polsgewricht
d abductie van het linkerbeen
e adductie van de rechterarm
f anteflexie van de rechterarm
g endorotatie of pronatie van de rechteronderarm
h exorotatie of supinatie van de rechteronderarm

◘ **Figuur 1.2** Enkele voorbeelden van bewegingsaanduidingen

1.4.3 Beweging

De medische wetenschap gebruikt ook Latijnse termen om bewegingen te beschrijven (zie ◘ fig. 1.2).

flexie	– buiging
extensie	– strekbeweging
rotatie	– draaiing
anteflexie	– buiging naar voren
retroflexie	– buiging naar achteren

1.4 · Begrippen

adductie	– beweging naar de middellijn toe
abductie	– beweging van de middellijn af
endorotatie	– draaiing naar binnen
exorotatie	– draaiing naar buiten
pronatie	– draaiing van de hand of voet naar binnen; bij een vooruitgestoken hand draait de handpalm naar beneden; bij draaiing van de voet draait de mediale voetrand naar beneden
supinatie	– draaiing van de hand of voet naar buiten; bij een vooruitgestoken hand draait de handpalm naar boven; bij draaiing van de voet draait de mediale voetrand omhoog

■ **Vragen en opdrachten**
1. Bedenk tien woorden met een van de genoemde voorvoegsels.
2. Bedenk tien woorden met een van de genoemde achtervoegsels.

Opbouw van het menselijk lichaam

2.1 De cel – 12
2.1.1 Celmembraan – 12
2.1.2 Cytoplasma – 13
2.1.3 Celkern (nucleus) – 13
2.1.4 Celdeling – 14

2.2 Weefsels – 16
2.2.1 Epitheel – 17
2.2.2 Steunweefsel – 17
2.2.3 Spierweefsel – 19
2.2.4 Zenuwweefsel – 20

2.3 Orgaan – 21
2.3.1 Orgaanstelsel – 21

2.4 Woordenlijst – 23

© Bohn Stafleu van Loghum is een imprint van Springer Media B.V., onderdeel van Springer Nature 2021
G. H. Mellema, *Medische terminologie anatomie en fysiologie*, Basiswerk AG,
https://doi.org/10.1007/978-90-368-2578-8_2

2.1 De cel

Al onze organen en weefsels zijn terug te brengen tot de bouwstenen waaruit ze zijn opgebouwd, de lichaamscellen. Een cel is heel klein (0,01–0,001 mm in doorsnede). Alleen met een goede microscoop zijn cellen te onderscheiden. Een *cel* is de kleinste zelfstandig functionerende eenheid van het menselijk lichaam.

Elke lichaamscel bezit een aantal gelijke kenmerken (zie ◘ fig. 2.1).
- De cel bevat cytoplasma en (meestal) een celkern. Het cytoplasma is een vloeistof waarin alle celonderdelen liggen. Het is een ideaal oplosmiddel voor stoffen die de cel nodig heeft om goed te functioneren. In het cytoplasma bevinden zich allerlei stoffen, zoals water, vetten, eiwitten, zouten en nog veel andere stoffen. Eiwitten zijn de bouwstenen van ons lichaam. Ze zijn essentieel voor een cel. Ze zorgen voor de stevigheid van een cel, bepalen of de cel een zenuwcel, spiercel of haarcel wordt of een andere taak krijgt. Eiwitten vormen dus de basis voor het goed functioneren van ons lichaam.
- In een cel vindt voortdurend stofwisseling plaats. Stofwisseling (*metabolisme*) is het complex van chemische (scheikundige) en fysische (natuurkundige) processen. Deze processen zorgen voor de opbouw, afbraak en instandhouding van de cel en daarmee van de weefsels. Metabolisme is ook noodzakelijk voor de productie van energie.

Een cel is op de volgende manier in te delen (zie ◘ tab. 2.1).
Een cel bestaat uit:
- een celmembraan;
- een celkern (*nucleus*);
- het vloeibare bestanddeel van de cel (*cytoplasma*).

2.1.1 Celmembraan

Het celmembraan vormt de scheiding tussen de cel en de buitenwereld. Dit membraan is gedeeltelijk doorlaatbaar (*semipermeabel*); dat wil zeggen dat bepaalde stoffen wel en andere stoffen niet dit membraan kunnen passeren.

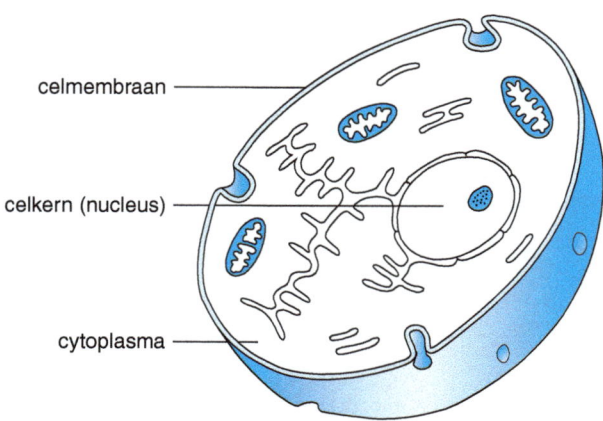

◘ **Figuur 2.1** De cel

2.1 · De cel

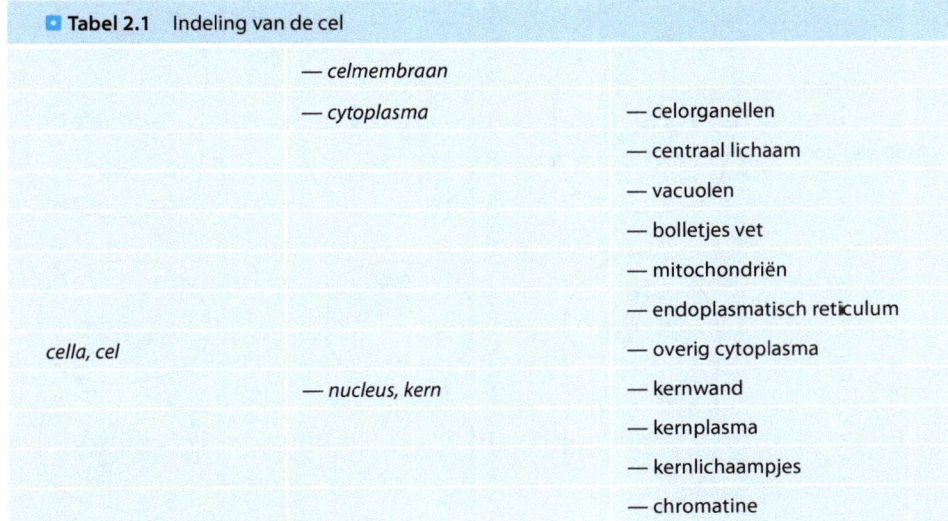

Tabel 2.1 Indeling van de cel

cella, cel	— celmembraan	
	— cytoplasma	— celorganellen
		— centraal lichaam
		— vacuolen
		— bolletjes vet
		— mitochondriën
		— endoplasmatisch reticulum
		— overig cytoplasma
	— nucleus, kern	— kernwand
		— kernplasma
		— kernlichaampjes
		— chromatine

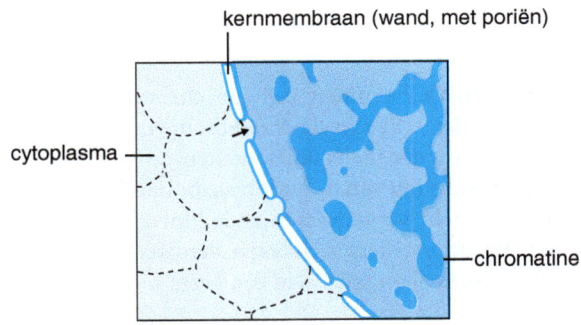

Figuur 2.2 Kernwand van de celkern

2.1.2 Cytoplasma

In het cytoplasma van de cel zitten celorganellen. De belangrijkste zijn:
- de *mitochondriën*, ze verzorgen de energie voor de celstofwisseling;
- het *endoplasmatisch reticulum*, hierin vindt de omzetting van eiwit plaats;
- het centraal lichaam (centrosoom), dat een belangrijke rol speelt bij de kerndeling.

In de cel bevinden zich vacuolen. Dit zijn holten in het cytoplasma waarin zich vocht bevindt met daarin opgeloste suikers en zouten. Ook zitten er kleine vetbolletjes in de cel. Deze zijn te beschouwen als brandstof voor de verbranding, waardoor energie in de cel vrijkomt. Deze energie maakt het celmetabolisme mogelijk.

2.1.3 Celkern (nucleus)

De celkern (*nucleus*) heeft ook een semipermeabel membraan. Dit omsluit de celkern en grenst deze af van het cytoplasma (zie fig. 2.2).

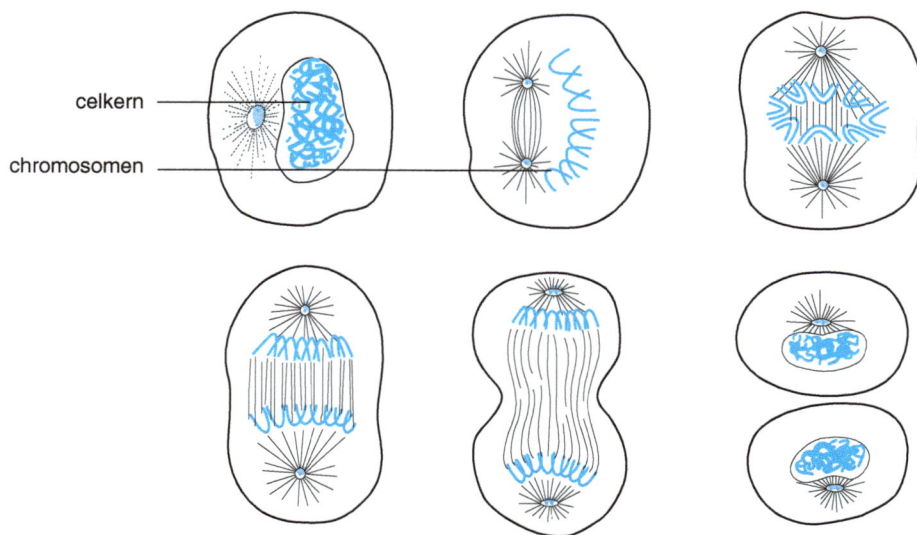

Figuur 2.3 De celdeling

In het plasma van de kern bevinden zich de chromatinekorrels, die zich bij de celdeling omvormen in 'draden'. Dit zijn de *chromosomen*. Deze chromosomen bezitten de erfelijke eigenschappen die ieder mens uniek maken.

De celkern reguleert de werking van de andere celbestanddelen.

Elke cel bezit een kern, behalve volwassen rode bloedcellen (*erytrocyten*) en bloedplaatjes (*trombocyten*). Bij deze cellen is de kern verdwenen. Cellen in het zogeheten dwarsgestreepte spierweefsel hebben meer dan één kern.

2.1.4 Celdeling

Cellen delen zich, worden volwassen en sterven af. Deze kringloop gaat ons leven lang door. In onze jeugd zullen meer cellen zich delen dan dat er afsterven. Hierdoor groeien we. Wanneer we oud zijn, sterven er meer cellen af dan dat er door deling bij komen. In ons lichaam ontstaan dus door celdeling voortdurend nieuwe cellen. Ze zijn noodzakelijk voor de:
- stofwisseling;
- groei;
- voortplanting;
- vervanging van afgestorven cellen.

De celdeling (fig. 2.3) wordt voorafgegaan door een kerndeling, waarbij de chromatinekorrels zich omvormen tot draden, de chromosomen. Deze chromosomen worden als het ware opengeknipt, waarna beide zijden weer worden aangevuld, zodat exacte kopieën ontstaan. Er is dan het dubbele aantal chromosomen (fig. 2.4). Bij deling van de celkern en vervolgens van de cel komt in de beide nieuwe cellen van elke

2.1 · De cel

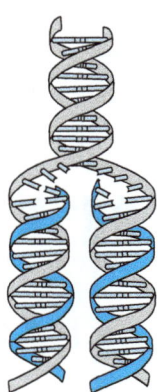

Figuur 2.4 Het DNA van de chromosomen wordt bij de mitose gesplitst en gekopieerd, zodat er twee dezelfde chromosomen ontstaan die verdeeld worden over de twee cellen die bij de mitose zijn ontstaan

chromosoom één kopie. De beide nieuwe cellen hebben alle twee weer het 'oude' aantal chromosomen. Deze normale celdeling, waarbij elke nieuwe cel hetzelfde aantal chromosomen bezit als de oorspronkelijke cel, heet *mitose*.

Reductiedeling
Alleen bij de deling van de voortplantingscellen vindt een ander soort splitsing van de chromosomen plaats. De chromosomen splitsen zich nu niet in de lengte, maar ze verdelen zich over de nieuw ontstane geslachtscellen. Er ontstaat dus een halvering van het aantal chromosomen in de nieuwe cel. Deze reductiedeling, *meiose* genoemd, vindt alleen plaats in de vrouwelijke eicel en in de mannelijke zaadcel (*spermatozoön*). Geslachtscellen bezitten dus elk de helft van het normale aantal chromosomen. De mannelijke en vrouwelijke geslachtscellen (*gameten*) smelten bij de bevruchting samen. Hieruit komt een nieuwe cel (*zygoot*) voort, met het complete aantal chromosomen: de ene helft komt van de moeder, de andere van de vader.

Chromosomen
De mens heeft in totaal 46 chromosomen. Deze zijn gekoppeld in paren. Elk paar bezit eigenschappen die oorspronkelijk dus uit de geslachtscellen van respectievelijk de vader en de moeder afkomstig zijn (fig. 2.5). Er zijn 23 chromosoomparen. In 22 daarvan zijn de chromosomen aan elkaar gelijk in vorm en grootte. Alleen het paar geslachtschromosomen verschilt onderling duidelijk in vorm en grootte: het Y-chromosoom is drager van mannelijke eigenschappen, terwijl het X-chromosoom de vrouwelijke eigenschappen bezit.

Gen – genen
Een gen is een stukje van het DNA dat de code bevat voor een bepaalde erfelijke eigenschap. Genen spelen daarom de hoofdrol in de erfelijkheid: ze bevatten de informatie voor alle erfelijke eigenschappen. Genen liggen verspreid op de chromosomen.

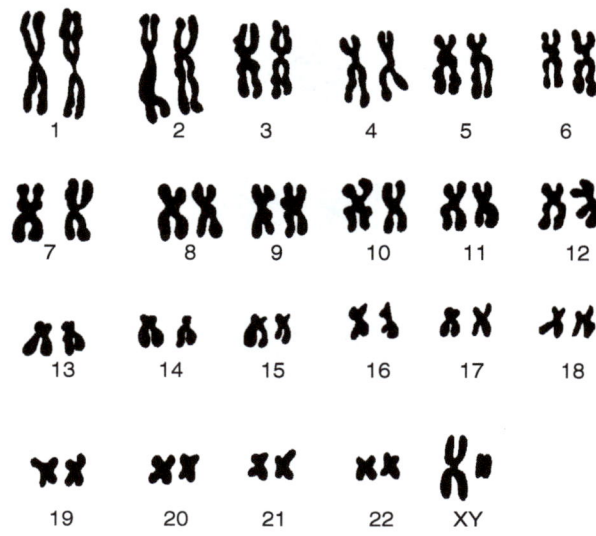

Figuur 2.5 Chromosomen van een menselijke celkern

Wanneer de genen op een chromosomenpaar dezelfde eigenschappen bezitten, noemen we dit *homozygoot*. Verschillen ze in aanleg wat de erfelijke eigenschappen betreft, dan heet dit *heterozygoot*.

Dominant wil zeggen dat de ene eigenschap bij een heterozygote aanleg overheerst over de andere. De onderdrukte eigenschap heet dan *recessief*. Dus, als een dominant gen en een recessief gen voor één eigenschap aanwezig zijn, dan komt altijd het dominante gen tot uiting.

Elk gen bevat de informatie om een van de vele eiwitten te vormen waaruit ons lichaam is opgebouwd. Eiwitten zijn essentieel voor een cel. Sommige eiwitten zijn enzymen die biochemische reacties sturen of die een onderdeel van de spijsvertering zijn. Eiwitten vormen dus de basis voor het goed functioneren van ons lichaam.

Elk eiwit is opgebouwd uit aminozuren. De volgorde waarin de verschillende aminozuren aan elkaar zijn gekoppeld, bepaalt de eigenschappen van het eiwit.

Elk gen bevat de code voor een reeks van aminozuren, die dan samen een eiwit vormen. Dankzij de ontelbare combinaties die met aminozuren mogelijk zijn, kan de grote verscheidenheid in eiwitten worden gevormd die nodig is voor het goed functioneren van ons lichaam.

Genen bepalen al onze erfelijke eigenschappen, zoals de kleur van ons haar en onze ogen. Verder zorgen de genen ervoor dat bepaalde eigenschappen overerven. Ze spelen ook een rol bij de aanleg voor een bepaalde aandoening.

2.2 Weefsels

De lichaamscellen verschillen veel van elkaar. Ze hebben dan ook sterk uiteenlopende taken te vervullen. Groepen gelijksoortige cellen vormen samen een weefsel. Een *weefsel* is dus een groep cellen met dezelfde bouw en functie.

De weefselsoorten zijn:
- epitheelweefsel;
- steunweefsel;
- spierweefsel;
- zenuwweefsel.

2.2.1 Epitheel

De functie van het epitheel is onder andere het bedekken en beschermen van de onderliggende weefsels of orgaanstructuren. Epitheel bedekt ons lichaam in de vorm van onze huid, maar bekleedt ook de binnenzijde van de mondholte, keelholte, darmen, luchtwegen, buik en borstholte. Daar heeft het tot functie stoffen op te nemen. Het weefsel dat de binnenzijde van de bloedvaten en het hart bekleedt, wordt *endotheel* genoemd. Dit epitheel bestaat uit regelmatig opgebouwde cellen die direct aan elkaar grenzen. Er zijn verschillende soorten epitheel te onderscheiden (◘ fig. 2.6).

Een bijzondere soort dekweefsel is het trilhaarepitheel in de luchtwegen. De kleine trilharen aan de oppervlakte kunnen binnengedrongen bacteriën en stofdeeltjes als het ware weer naar buiten slaan. Op deze manier kan bijvoorbeeld de luchtweg stofvrij worden gehouden (◘ fig. 2.7).

Zintuigen hebben ook een bijzonder gespecialiseerde soort epitheel. Deze zintuigcellen reageren op één specifieke prikkel. Voorbeelden zijn: reuk, smaak, zicht en gehoor.

Kliercellen en slijmcellen zijn epitheelcellen die iets afscheiden. Een epitheellaag met veel slijmcellen heet slijmvlies (bijvoorbeeld in de mondholte). Een groot aantal kliercellen vormt samen een klier (*glandula*).

Een klier maakt producten uit stoffen die het bloed aanvoert. Deze producten scheidt de klier vervolgens af. We kennen twee soorten klieren.
- *Exocriene klieren*. Dit zijn klieren die hun product buiten het lichaam uitstoten, zoals zweetklieren, maar ook speekselklieren en klieren die darmsappen produceren. Dit zijn klieren met exocriene of *externe secretie*. Ze hebben een afvoerbuis en hun producten verlaten dus direct of indirect het lichaam.
- *Endocriene klieren*. Dit zijn klieren die hun product in het lichaam afscheiden, waar het via de bloedbaan wordt verspreid. Dit product noemen we hormonen. De klieren die hormonen produceren, heten klieren met endocriene of *interne secretie*. Ze hebben geen afvoerbuis.

Secretie is de afscheiding van nuttige stoffen voor het lichaam. Deze stoffen blijven dus in het lichaam.

Excretie is de uitscheiding van een onnuttige of schadelijke stof. Deze stoffen worden uit het lichaam verwijderd, bijvoorbeeld via de urine.

2.2.2 Steunweefsel

Steunweefsel is te onderscheiden in:
- bindweefsel;
- beenweefsel;
- kraakbeenweefsel.

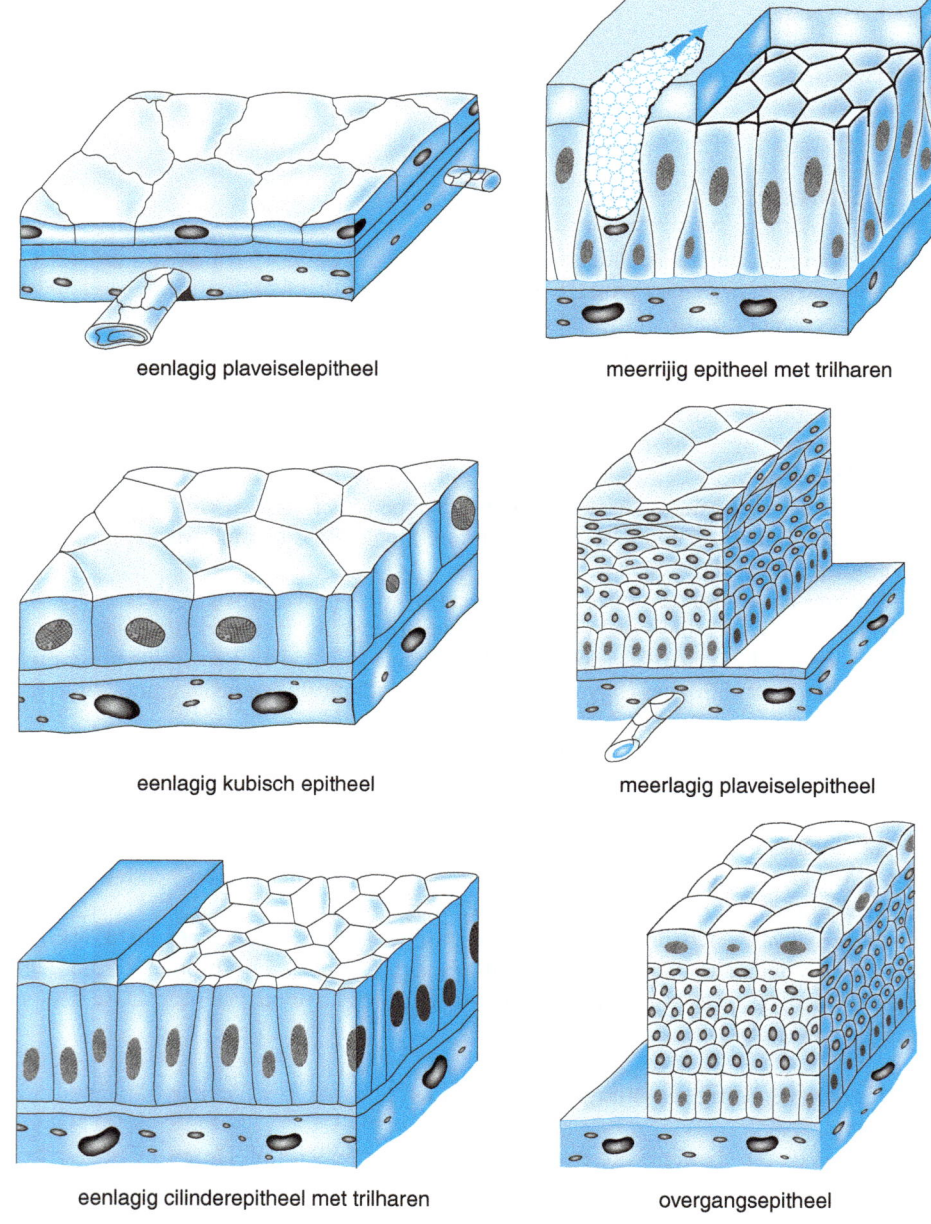

Figuur 2.6 Soorten epitheel

Bindweefsel

Zoals de naam al zegt, verbindt het bindweefsel verschillende onderdelen, zoals spieren en organen, met elkaar en vult het de ruimte daartussen op. Het weefsel bestaat uit cellen en zogenoemde collagene vezels, die zowel elastisch zijn als een stevig vezelnet vormen.

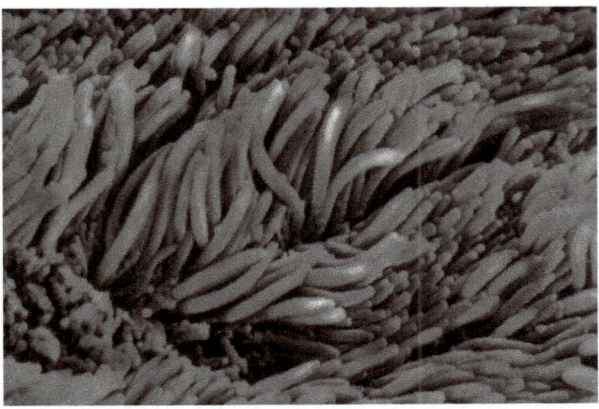

Figuur 2.7 Elektronenmicroscopische opname van trilhaarepitheel uit de luchtpijp van de mens

Ook liggen er vetcellen in het bindweefsel. Wanneer er veel vetcellen zijn, spreek je van vetweefsel. Dit vetweefsel geeft de contouren aan het lichaam, omdat het vooral direct onder de huid ligt. Tussen de bindweefselcellen in ligt een tussencelstof die vooral uit water en eiwit bestaat: het weefselvocht (*lymfe*). In het bindweefsel lopen veel bloedvaten.

Beenweefsel en kraakbeenweefsel

Bij beenweefsel en kraakbeenweefsel is de tussencelstof hard en bestaat deze uit eiwit en (bij beenweefsel) kalkzout. De hoeveelheid bloedvaten in deze weefsels is te verwaarlozen. De bloedvoorziening wordt gewaarborgd vanuit het beenvlies (*periost*) en het kraakbeenvlies (*perichondrium*).

De taak van beenweefsel en kraakbeenweefsel is:
- fungeren als aanhechtingspunt voor skeletspieren;
- stevigheid aan het lichaam geven;
- de organen beschermen;
- bloedcellen produceren.

Beenweefsel is verder een belangrijk reservoir voor calcium (kalk), dat voor een groot aantal lichaamsprocessen erg belangrijk is.

2.2.3 Spierweefsel

Spierweefsel bestaat uit spiervezels die zich kunnen samentrekken. Hierdoor kunnen ze korter worden en een beweging opwekken.

Er zijn drie soorten spierweefsel:
- dwarsgestreept spierweefsel (ook wel skeletspierweefsel);
- glad spierweefsel;
- hartspierweefsel.

Dwarsgestreept spierweefsel

De term 'dwarsgestreept' laat zich verklaren doordat onder de microscoop de spiercellen een dwars streeppatroon vertonen.

De spiervezels zijn ontstaan door de samensmelting van een aantal spiercellen. In een dergelijke spiervezel zijn dan ook meerdere celkernen aanwezig. Deze spiervezels kunnen zich samentrekken of ontspannen onder invloed van prikkels van het centrale of willekeurige zenuwstelsel. Het zijn de spieren die we bewust aan het werk kunnen zetten. Dit spierweefsel is vermoeibaar en we treffen het aan in alle skeletspieren.

Glad spierweefsel

Onder de microscoop zie je in glad spierweefsel geen dwarsstreping. Gladde spieren trekken samen door prikkels uit het autonome zenuwstelsel, dat buiten ons bewustzijn om werkt. Wij kunnen niet beslissen om onze gladde spieren al dan niet te gebruiken; dat gaat volledig buiten onze wil om. Glad spierweefsel is onvermoeibaar en komt bijvoorbeeld voor in de wand van de darmen, luchtwegen, baarmoeder, urineblaas en bloedvaten. Voorbeelden van samentrekkingen van glad spierweefsel zijn: darmkrampen en het vernauwen van de pupil bij fel licht.

Hartspierweefsel

Hartspierweefsel is dwarsgestreept, maar gedraagt zich als glad spierweefsel: we kunnen niet zelf ons hartritme bepalen en het hart is onvermoeibaar.

2.2.4 Zenuwweefsel

Zenuwweefsel bestaat uit zenuwcellen, de *neuronen*. Zoals alle celsoorten hebben ook deze cellen een gespecialiseerde taak.

Een zenuwcel bestaat uit een cellichaam en een aantal uitlopers ervan (fig. 2.8). Er zijn twee soorten uitlopers: *dendrieten* en *axonen*. Dendrieten zijn korte, sterk vertakte uitlopers die een zenuwprikkel doorgeven aan het cellichaam. Van het cellichaam wordt de prikkel via één lange uitloper verder geleid. Deze lange uitloper heet een axon en heeft aan het einde kleine vertakkingen. Dit 'eindboompje' heeft aan het eind van iedere vertakkinkje een *synaps*: de plaats waar de prikkeloverdracht van de zenuwcel op een andere cel plaats vindt.

Om de neuriet ligt een beschermende mergschede, de *schede van Schwann*, die voor isolatie en voeding zorgt.

Er zijn drie soorten zenuwcellen:
- motorische zenuwcellen, die de prikkel van de hersenen naar de plaats leiden waar spieren actie moeten ondernemen;
- sensorische zenuwcellen, die een zenuwprikkel vanuit de zintuigen naar de hersenen leiden;
- schakelcellen, die zich in het centrale zenuwstelsel bevinden en de verschillende zenuwcellen met elkaar verbinden.

De zenuwcellen geven de prikkel van de celuitlopers in de synaps door van de ene cel naar de andere door middel van een chemische reactie.

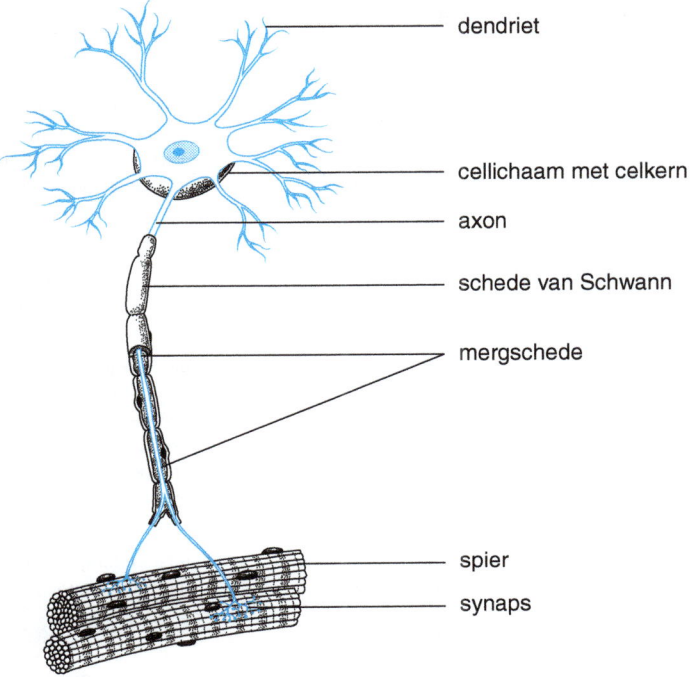

Figuur 2.8 Schematische voorstelling van een motorische zenuwcel

2.3 Orgaan

Een *orgaan* bestaat uit verschillende weefselsoorten met ieder een specifieke functie. Dankzij deze specifieke functie van de verschillende weefsels kan een orgaan zijn sterk gespecialiseerde taak uitvoeren. Alle soorten weefsels werken mee aan de uitvoering van de taak.

Voorbeelden van organen zijn:
- de lever (spijsvertering);
- de nieren (uitscheiding);
- het hart (bloedsomloop);
- de longen (ademhaling).

2.3.1 Orgaanstelsel

Organen die gezamenlijk een taak vervullen, noemen we een orgaanstelsel of *tractus*. Een tractus is dus een systeem van fysiologisch bij elkaar horende organen. Elk orgaanstelsel vervult een essentiële taak die noodzakelijk is voor het organisme om de levensfunctie te vervullen. Samen vormen deze orgaanstelsels dus het organisme. De orgaanstelsels bij de mens en hun taken zijn weergegeven in tab. 2.2.

Tabel 2.2 Orgaanstelsels bij de mens en hun taken

orgaanstelsel	bestaat uit	taak
spijsverteringsstelsel (tractus digestivus)	– mondholte met speekselklieren – slokdarm (oesofagus) – maag (gaster) – alvleesklier (pancreas) – darmen – lever (hepar)	– opname van voedsel – vertering van voedsel – opname van voedingsstof uit voedsel in lichaam – uitscheiding onverteerbare bestanddelen
ademhalingsstelsel (tractus respiratorius)	– luchtpijp (trachea) – luchtwegen (bronchi) – longen (pulmones)	– opname van zuurstof – afgifte van koolzuur, waterdamp
bloedsomloop (tractus circulatorius)	– hart (cor) – slagaders (arteriae) – aders (venae)	– vervoer van brandstof, zuurstof en voedsel – vervoer van koolzuur en afbraakproducten – vervoer van hormonen – op peil houden van de temperatuur – afweer
uitscheidingsstelsel	– nieren (renes) – urineleiders (ureters) – blaas – urinebuis (urethra)	– uitscheiding van afvalproducten uit het lichaam
huid	– huid (cutis) – haren – zweetklieren	– beschermende functie – bedekkende functie
bewegingsapparaat (tractus locomotorius)	– beenderen (ossa) – spieren (musculi) – banden (ligamenten) – pezen	– stevigheid bieden – voorzien in beweging
zenuwstelsel	– grote hersenen (cerebrum) – kleine hersenen (cerebellum) – ruggenmerg (medulla spinalis) – perifere zenuw (nervus) – hypofyse	– via prikkels beïnvloeding van het verstand en de wil – in stand houden van de levensfuncties (ademhaling, spijsvertering, hormoonhuishouding enzovoort)
hormoonstelsel	– schildklier (glandula thyroidea) – alvleesklier (pancreas) – bijnieren (glandulae suprarenales) – geslachtsklieren (gonaden)	– chemische beïnvloeding van allerlei levensverrichtingen
zintuigen	– oog (oculus) – oor (auris) – tast – smaak – reuk	– verbinding leggen met de wereld om ons heen
geslachtsorganen	man: – zaadvormende klieren (testes) – mannelijk lid (penis) vrouw: – eierstokken (ovaria) – baarmoeder (uterus)	– voortplanting

2.4 Woordenlijst

In ▶ H. 1 zijn algemene regels voor de uitspraak van Latijnse woorden gegeven. In deze woordenlijst vind je nog extra aanwijzingen voor een juiste uitspraak:
- Een onderstreping betekent dat de klemtoon op de onderstreepte klinker ligt, bijvoorbeeld: erytrocyt.
- Een 'woord' tussen rechte haken geeft (bij benadering) de letterlijke uitspraak van de medische term, bijvoorbeeld: [eerietroosiet].

abdomen	– buik
axon	– lange uitloper van zenuwcel [akson neuriet]
cel	– kleinste zelfstandig functionerende eenheid van het menselijk lichaam
chromosoom	– draad in de celkern, waarin de erfelijke eigenschappen zijn vastgelegd [groomoosoom]
cytoplasma	– celinhoud, behalve de kern [sietooplasmaa]
dendriet	– korte, sterk vertakte uitloper van een zenuwcel
dominant	– overheersing van het ene gen over het andere gen dat voor dezelfd eigenschap codeert
endocrien	– een (hormonale) stof afgeven aan het bloed [èndookrien]
endotheel	– inwendig bekleedsel van bijvoorbeeld de bloedvaten
epitheel	– dekweefsel [eepieteel]
erytrocyt	– rode bloedcel [eerietroosiet]
excretie	– uitscheiding [èkskreetsie]
exocrien	– een stof uitscheiden via een afvoerbuis [èksookrien]
externe secretie	– afscheiding naar buiten [èksterne sekreetie]
gameet	– voortplantingscel
gen	– deel van het chromosoom dat een erfelijke factor bevat
glandula	– klier
gonade	– voortplantingsklier (meervoud: gonaden)
heterozygoot	– twee genen met verschillende erfelijke eigenschappen [heeterooziegoot]
homozygoot	– twee genen met dezelfde erfelijke eigenschappen [hoomooziegoot]
hormoon	– stof die in het lichaam wordt gemaakt door een klier met interne secretie en die via de bloedbaan de activiteit van bepaalde organen stimuleert of juist afremt
interne secretie	– rechtstreeks aan het bloed afgeven van producten door klieren [interne sekreetie]
lymfe	– weefselvocht [limfe]
meiose	– reductiedeling [mei-joose]
metabolisme	– stofwisseling
mitochondriën	– (= meervoudsvorm, enkelvoud: mitochondrion) structuur in de cel die de energievoorziening van de cel verzorgt [mietoogondrie-jen]

mit**o**se	– normale celdeling
motorisch	– beweging betreffend
m**u**sculus	– spier (meervoud: musculi) [muskuulus]
n**eu**ron	– zenuwcel [neuron] of [nuiron]
n**u**cleus	– celkern (meervoud: nuclei) [nuuklee-jus]
orgaan	– samenstel van weefselsoorten met een specifieke functie
peri**o**st	– beenvlies [peerie-jost]
perichondrium	– kraakbeenvlies [peerie-gondrieum]
pl**eu**ra	– longvlies [pleuraa] of [pluiraa]
recess**ie**f	– ondergeschiktheid van het ene gen aan het andere gen [reesèsief]
schede van Schwann	– beschermende en isolerende laag om een neuriet
secr**e**tie	– afscheiding [sekreetsie]
s**e**miperme**a**bel	– gedeeltelijk doorlaatbaar [seemiepèrmee-jaabel]
sens**o**risch	– de zintuiglijke waarneming betreffend
skel**e**t	– geraamte, beenderstelsel
sp**e**rmatoz**oö**n	– mannelijke voortplantingscel (meervoud: spermatozoa) [spèrmaatoozoo-on]
syn**a**ps	– plaats waar de schakeling tussen twee neuronen of tussen een neuron en een spiercel zich voltrekt [sinnaps]
th**o**rax	– borstkas [tooraks]
tr**a**ctus	– orgaanstelsel (meervoud: tractussen) [traktus]
tr**a**ctus circulat**o**rius	– bloedvatenstelsel [sirkuulaatoorie-jus]
tr**a**ctus digest**i**vus	– spijsverteringsstelsel
tr**a**ctus locomot**o**rius	– bewegingsapparaat [lookoomootoorie-jus]
tr**a**ctus respirat**o**rius	– ademhalingsstelsel [respieraatoorie-jus]
tr**i**lhaarepith**ee**l	– dekweefsel met daarop kleine (tril)haartjes
trombocy̱t	– bloedplaatje [tromboosiet]
vacu**o**le	– kleine holte in het cytoplasma, gevuld met vocht [vakuuoole]
weefsel	– groep cellen met dezelfde taak
zyg**oo**t	– bevruchte eicel; cel die ontstaat bij de samensmelting van twee gameten [ziegoot]

■ **Vragen en opdrachten**
1. Wat zijn de kenmerken van een cel?
2. Welke onderdelen kun je onderscheiden in een cel?
3. Beschrijf de mitose en de meiose.
4. Hoeveel paren chromosomen heeft de mens?
5. Wat is het kenmerkende van de geslachtschromosomen?
6. Wat is een gen?

2.4 · Woordenlijst

7. Welke soorten weefsels ken je?
8. Waar bevindt zich trilhaarepitheel en welke nuttige functie heeft het?
9. Welke onderscheidingen kun je maken in steunweefsel?
10. Wat doen motorische zenuwcellen?
11. Wat is een orgaan?
12. Geef aan waar de meeste celdelingen voorkomen.

Algemene fysiologie

3.1 Inleiding – 28

3.2 Diffusie – 28

3.3 Osmose – 29

3.4 Stofwisseling – 29

3.5 Woordenlijst – 31

© Bohn Stafleu van Loghum is een imprint van Springer Media B.V., onderdeel van Springer Nature 2021
G. H. Mellema, *Medische terminologie anatomie en fysiologie*, Basiswerk AG,
https://doi.org/10.1007/978-90-368-2578-8_3

3.1 Inleiding

Fysiologie binnen de medische wetenschap houdt zich bezig met het normale functioneren van de mens, vanaf het niveau van de cel tot op het niveau van het gehele organisme. Binnen de fysiologie krijgen diverse processen de aandacht. Drie daarvan worden in dit hoofdstuk nader toegelicht:
1. diffusie;
2. osmose;
3. stofwisseling.

3.2 Diffusie

Diffusie berust op de eigenschap van *moleculen* (een molecuul is het kleinste deeltje van een stof dat nog alle eigenschappen van die stof bezit) dat ze bewegen. Deze willekeurige beweging is het gevolg van de energie die de moleculen bezitten. Moleculen hebben de natuurlijke neiging zich zo gelijkmatig mogelijk te verdelen over de ruimte waarin ze zich bevinden. Bij verschillen in concentratie leidt diffusie waar mogelijk tot een verplaatsing van deeltjes vanuit plaatsen met een hoge concentratie naar plaatsen met een lage concentratie (◘ fig. 3.1).

> **Voorbeelden**
> 1. Een druppel kleurstof zal zich in water geleidelijk verspreiden, waardoor alle vloeistof na verloop van tijd dezelfde kleur heeft.
> 2. Zuurstof die in ingeademde lucht zit (hoge concentratie) gaat vanuit de longblaasjes naar het bloed (lage concentratie), en omgekeerd gaat koolstofdioxide vanuit het bloed naar de longblaasjes en verlaat het lichaam met de uitgeademde lucht.

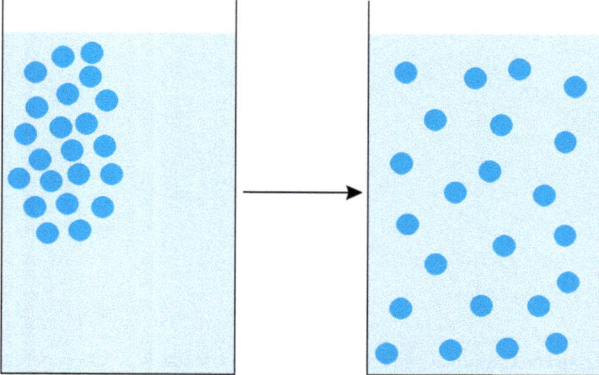

◘ **Figuur 3.1** Voorbeeld van diffusie: de opgeloste stof verdeelt zich gelijkmatig over de vloeistof

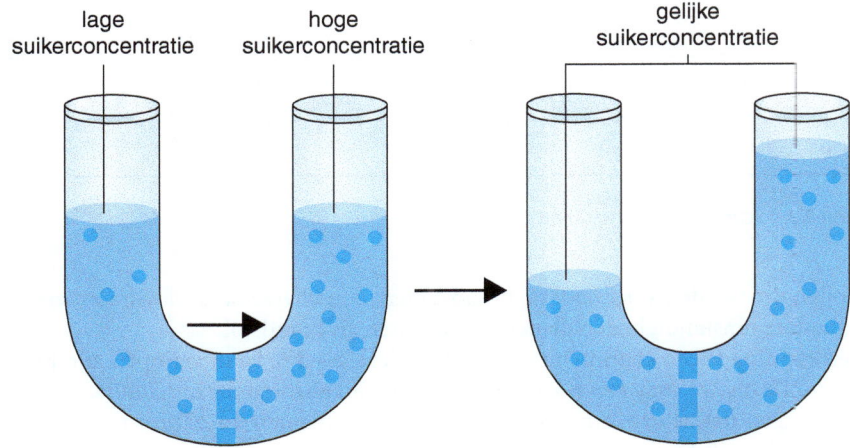

◘ **Figuur 3.2** Voorbeeld van osmose

3.3 Osmose

Osmose is een proces op basis van diffusie. Hierbij stroomt een vloeistof waarin stoffen zijn opgelost, door een semipermeabel (halfdoorlatend) membraan. De vloeistof kan het membraan wel passeren, maar de stoffen die in de vloeistof zijn opgelost, kunnen dat niet. Ook bij osmose hebben de deeltjes een natuurlijke neiging zich zo gelijkmatig mogelijk te verdelen over de ruimte waarin ze zich bevinden. Anders gezegd: de deeltjes hebben de neiging aan beide zijden van het semipermeabele membraan dezelfde concentratie te bereiken. Doordat het semipermeabele membraan de grotere deeltjes niet doorlaat, verplaatsen alleen de kleinere deeltjes (zoals water) zich. Die kunnen immers het membraan wel passeren. Bij osmose verplaatst de vloeistof zich dus vanuit de ruimte met een lage concentratie van opgeloste stoffen naar de ruimte met een hogere concentratie van opgeloste stoffen. Daardoor ontstaan er links en rechts van het membraan verschillen in volume en daardoor uiteindelijk ook in druk. Dit wordt de colloïd-osmotische druk genoemd (◘ fig. 3.2). Normaal is deze circa 25 mmHg.

3.4 Stofwisseling

Onder de stofwisseling (*metabolisme*) vallen alle chemische veranderingen die in het menselijk lichaam plaatsvinden om het lichaam op te bouwen en in stand te houden. Ook de afbraak van levende stof tot eenvoudige, uit te scheiden afvalstoffen is onderdeel van het metabolisme. Voor deze processen, waarbij verbranding een belangrijke rol speelt, zijn brandstof en zuurstof noodzakelijk. Bij de stofwisselingsprocessen ontstaan naast warmte en energie ook afvalproducten (◘ fig. 3.3).

De verbranding heeft tot doel:
- het mogelijk maken dat de cel zijn specifieke taak kan uitoefenen;
- de energie leveren voor de vermenigvuldiging van de cellen;
- de lichaamstemperatuur op peil houden.

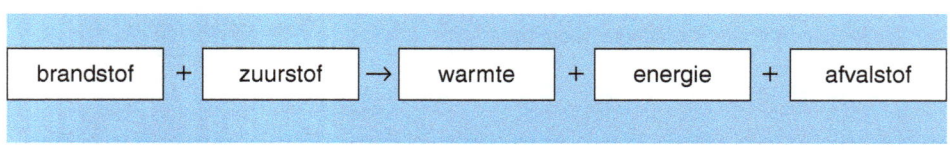

Figuur 3.3 Schema van verbranding

De stoffen die worden verbrand, de brandstoffen, zijn allereerst koolhydraten en vetten; in bijzondere omstandigheden dienen ook eiwitten als brandstof.

Verbranding is een chemische reactie. Om deze goed te laten verlopen zijn bepaalde stoffen nodig die we *enzymen* noemen. Enzymen zijn eiwitten die als *katalysator* werken; dat wil zeggen dat ze aan een chemische reactie deelnemen en deze versnellen of vertragen, zonder zelf te veranderen. De enzymen kunnen dus na afloop van de chemische reactie weer opnieuw worden gebruikt. Voor de vorming van enzymen in het lichaam zijn vitaminen noodzakelijk.

De aanvoer van brandstof en zuurstof verloopt via de bloedbaan. Het bloed voert ook de afvalproducten af die bij de verbranding vrijkomen. Via de longen komt door diffusie zuurstof in ons bloed. Koolstofdioxide (koolzuurgas) is een afvalproduct dat bij verbranding ontstaat. Het wordt door het bloed naar de longen getransporteerd en daar uitgescheiden. Via het spijsverteringsstelsel komt door diffusie en osmose de brandstof uit onze voeding in ons lichaam. Via het uitscheidingsstelsel, en onder andere de nieren en longen, worden de afvalproducten uitgescheiden. Het water dat bij de verbranding vrijkomt, vermengt zich in het lichaam met het weefselvocht; een teveel wordt uitgescheiden.

De stofwisseling zorgt voor het evenwicht tussen de opbouw en afbraak van cellen in ons lichaam. Tijdens de groei of na een ziekte overheerst de opbouw. Dit opbouwproces heet *anabolisme*. Anabole stoffen zijn stoffen die bijvoorbeeld spieropbouwend werken. Het mannelijk geslachtshormoon testosteron is een anabole stof. Wanneer we ernstig ziek zijn, overheerst de afbraak van cellen. Dit proces heet *katabolisme*.

De stofwisseling wordt beïnvloed door:
- lichaamstemperatuur: metabolisme is een chemisch proces dat normaal verloopt bij een normale lichaamstemperatuur (37 °C), sneller verloopt bij een hogere lichaamstemperatuur (koorts) en langzamer bij een lagere temperatuur (onderkoeling);
- voeding: bij slechte voeding kan er bijvoorbeeld wel afbraak (katabolisme) optreden, maar onvoldoende opbouw van cellen;
- voedselopname: bij een darmziekte bijvoorbeeld kunnen de noodzakelijke voedingsstoffen slecht worden opgenomen;
- leeftijd: jong of oud;
- lichamelijke gesteldheid: gezond of ziek;
- het schildklierhormoon: bij een grote afgifte van dit hormoon verloopt de stofwisseling sneller en vindt een snellere verbranding plaats;
- het mannelijke geslachtshormoon testosteron of andere anabole stoffen die in het lichaam worden gevormd. Deze stoffen worden soms toegediend om betere (sport) prestaties te leveren.

3.5 Woordenlijst

In ▶ H. 1 zijn algemene regels voor de uitspraak van Latijnse woorden gegeven. In deze woordenlijst vind je nog extra aanwijzingen voor een juiste uitspraak:
- Een onderstreping betekent dat de klemtoon op de onderstreepte klinker ligt, bijvoorbeeld: erytroc_y_t.
- Een 'woord' tussen rechte haken geeft (bij benadering) de letterlijke uitspraak van de medische term, bijvoorbeeld: [eerietroosiet].

anabolisme	– proces waarbij cellen worden opgebouwd
colloïd-osmotische druk	– osmotische druk die uitgeoefend wordt door de bloedplasma-eiwitten, vanwege hun vochtaanzuigende werking [kolloo-ied]
diffusie	– vermenging van stoffen met verschillende concentraties als gevolg van de beweging van moleculen
enzym	– stof die binnen het organisme als katalysator werkzaam is [ènziem]
katabolisme	– proces waarbij cellen worden afgebroken
katalysator	– stof die een bepaald chemisch proces versnelt of vertraagt, zonder zelf te veranderen [kaataaliesaator]
metabolisme	– stofwisseling
molecuul	– het kleinste deeltje van een stof dat nog alle eigenschappen van die stof bezit [moolekuul]
osmose	– proces op basis van diffusie, waarbij stoffen zijn opgelost in een vloeistof en van elkaar gescheiden zijn door een semipermeabel membraan
semipermeabel membraan	– halfdoorlatend vlies, zoals de celwand [seemiepèrmeeaabel]

- **Vragen en opdrachten**
1. Wat zijn de kenmerken van diffusie?
2. Wat zijn de kenmerken van osmose?
3. Welke stoffen zijn noodzakelijk voor de verbranding?
4. Hoe wordt de energie benut die vrijkomt bij de verbranding?
5. Wat zijn de kenmerken van een normale verbranding?
6. Welke factoren zorgen ervoor dat de verbranding zo goed mogelijk verloopt?
7. Wat zijn metabolisme, katabolisme en anabolisme?
8. Wat wordt verstaan onder anabole hormonen?

Spijsverteringsstelsel

4.1 Inleiding – 34

4.2 Bouw en functies – 34
4.2.1 Mond – 35
4.2.2 Gebit – 35
4.2.3 Keelholte – 37
4.2.4 Slokdarm – 38
4.2.5 Maag – 38
4.2.6 Dunne darm – 39
4.2.7 Alvleesklier – 40
4.2.8 Lever – 42
4.2.9 Dikke darm – 44

4.3 Woordenlijst – 45

© Bohn Stafleu van Loghum is een imprint van Springer Media B.V., onderdeel van Springer Nature 2021
G. H. Mellema, *Medische terminologie anatomie en fysiologie*, Basiswerk AG,
https://doi.org/10.1007/978-90-368-2578-8_4

4.1 Inleiding

Het spijsverteringsstelsel (*tractus digestivus*) heeft één allesbepalende functie: het opnemen van voedsel en het zodanig bewerken (verteren), dat het door het lichaam kan worden opgenomen. De onverteerbare bestanddelen van ons voedsel worden door het lichaam weer uitgescheiden (◘ fig. 4.1).

Ons voedsel bestaat uit ketens van aan elkaar 'geplakte' moleculen. Verteren is het bewerken en verkleinen van deze moleculaire ketens. De deeltjes die dan ontstaan, kunnen via de darmwand in de bloedbaan worden opgenomen. In dit hoofdstuk komen de bouw en functies van het spijsverteringsstelsel aan bod.

4.2 Bouw en functies

Het voedsel gaat via onze mond naar binnen. We kauwen het, bevochtigen het met speeksel en slikken het vervolgens door. Het voedsel komt dan in de slokdarm (*oesofagus*). Via de oesofagus vervolgt het zijn weg naar de maag (*gaster*). In de maag wordt het voedsel opnieuw bewerkt, en wel door maagsappen, met daarin enzymen en zoutzuur. In kleine porties wordt het daarna doorgelaten via een kringspier (*pylorus*) naar de twaalfvingerige darm (*duodenum*). Daar worden de moleculaire ketens in stukjes 'geknipt' en zo verder verkleind. Dat gebeurt door toedoen van de enzymen in de afscheidingsproducten van de alvleesklier (*pancreas*) en door toevoegen van gal, een

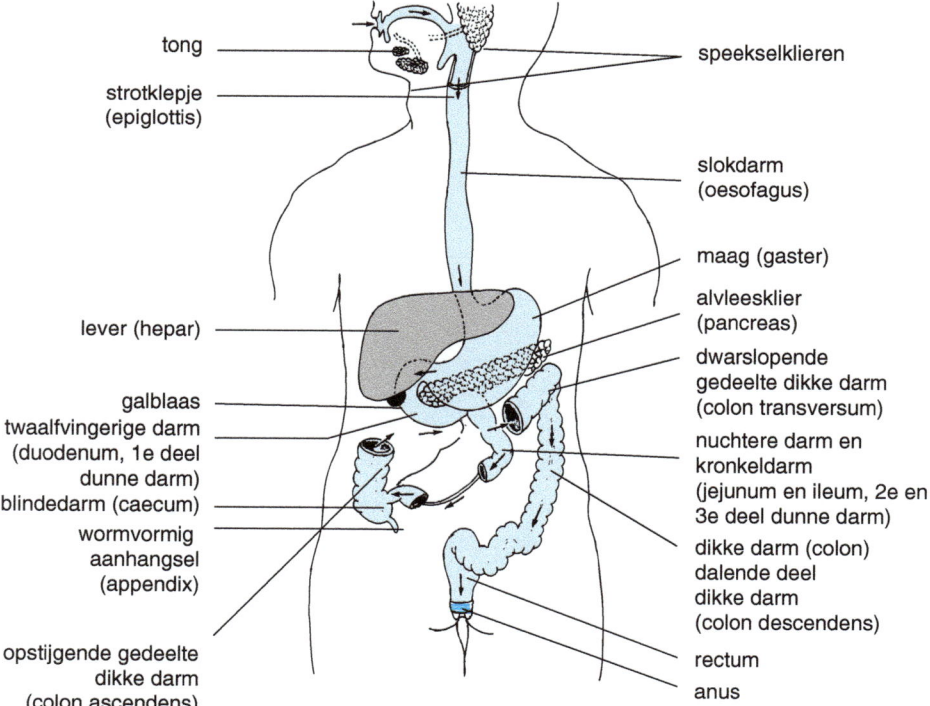

◘ **Figuur 4.1**   Het spijsverteringskanaal

afscheidingsproduct van de lever. Uit het duodenum komen de sterk verkleinde voedselmoleculen in de andere twee delen van de dunne darm, de nuchtere darm (*jejunum*) en de kronkeldarm (*ileum*). In dit deel van de tractus digestivus vindt de opname van de daar opneembare voedselmoleculen plaats.

Via de blindedarm (*caecum*) komen de onverteerbare voedselresten, samen met een grote hoeveelheid vloeistof (vocht uit voedsel en vocht dat tijdens de passage door de tractus is toegevoegd), ten slotte in de dikke darm (*colon*). Dit deel van het spijsverteringsstelsel bestaat uit een opstijgend gedeelte, het *colon ascendens*; vervolgens gaat het colon dwars door de buik (*abdomen*) van rechts naar links, het *colon transversum*. Ten slotte daalt het colon weer af, het *colon descendens*.

In het colon wordt een groot deel van het vocht weer opgenomen door het lichaam. Vervolgens gaat het colon met een S-bocht (*sigmoïd*) over in het laatste deel van de dikke darm, de endeldarm (*rectum*). Anatomisch gezien behoort het rectum niet tot het colon, maar is, net zoals de blindedarm, een zelfstandig darmdeel. De endeldarm mondt uiteindelijk uit in de verbinding met de buitenwereld, de *anus*.

De buikwand is aan de binnenzijde bekleed met het buikvlies (*peritoneum*). In plooien hiervan zijn de darmen opgehangen.

4.2.1 Mond

Het voedsel dat we binnenkrijgen, wordt door het gebit fijngekauwd en met speeksel vermengd. De belangrijkste speekselklieren zijn:
- de oorspeekselklieren (*glandulae parotideae*), die vlak voor de oren liggen;
- de onderkaakspeekselklieren (*glandulae submandibulares*);
- de ondertongspeekselklieren (*glandulae sublinguales*).

In het speeksel bevindt zich het enzym *amylase* (het woord 'amylase' is een samenstelling van amylum, oftewel zetmeel, en het achtervoegsel -ase, wijzend op een enzym). Dit enzym splitst de lange moleculaire ketens van koolhydraten in kleinere ketens. In het lichaam zijn veel enzymen werkzaam. De speekselproductie is een proces dat wordt gereguleerd door het autonome zenuwstelsel. Ze komt op gang als we voedsel ruiken, zien, proeven of eraan denken (watertanden!).

4.2.2 Gebit

In onze bovenkaak (*maxilla*) en onderkaak (*mandibula*) bevinden zich respectievelijk ons boven- en ondergebit.

In elke kaak zitten (🔵 fig. 4.2):
- vier snijtanden;
- twee hoektanden;
- een volwassene heeft per kaak vier valse en zes ware kiezen.

Bij een kind vormt het melkgebit zich pas na ongeveer zes maanden. Dit melkgebit wordt op 6- tot 12-jarige leeftijd vervangen door het definitieve gebit. Elk gebitselement van het melkgebit wordt dan vervangen door een element van het definitieve gebit. Het

				midden van de kaken				
3	2	1	2	2	1	2	3	bovenkaak
3	2	1	2	2	1	2	3	onderkaak

◘ **Figuur 4.2** Het gebit is opgedeeld in vier kwadranten, aangegeven met tientallen. Zo kan elke tand worden aangegeven met een getal. De snijtand rechtsboven wordt aangegeven met 11. De hoektand linksonder met 33.

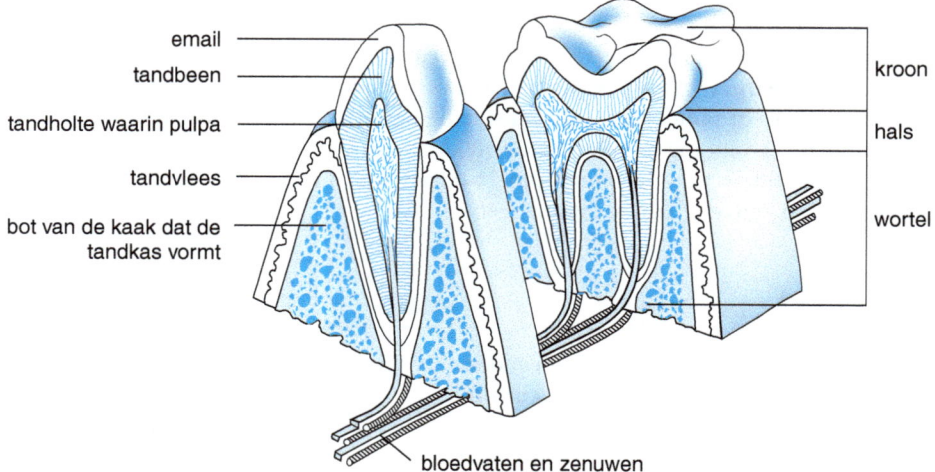

◘ **Figuur 4.3** Doorsnede van een tand en een kies in de kaak

definitieve gebit kent (per kaakhelft) twee kiezen die zich normaal direct achter de hoektand bevinden. Ze worden ook weleens valse kiezen of premolaren genoemd, omdat ze kleiner zijn dan de ware kiezen (molaren). Daarvan zijn er 2 plus de verstandskiezen (derde molaar)

Een tand bestaat uit (◘ fig. 4.3):
- een kroon, die buiten de kaak steekt en waarop zich het kauwvlak bevindt;
- een tandhals, tussen de kroon en de tandwortels;
- een tandwortel, die in de tandkas in de kaak steekt (een kies bezit verscheidene wortels).

In de tand zit een tandholte die via het wortelkanaal verbinding heeft met de tandkas. In deze tandholte bevindt zich bindweefsel met bloedvaatjes en zenuwen, de pulpa.

De tand is aan de buitenkant bij de kroon bedekt met een harde laag, het tandglazuur. Dit tandglazuur bedekt het tandbot, waarbinnen de tandholte ligt.

Bij de wortels ligt om het tandbot het tandcement. Dit tandcement en de tandkas liggen in een dunne laag bindweefsel in de nauwe ruimte die overblijft.

4.2 · Bouw en functies

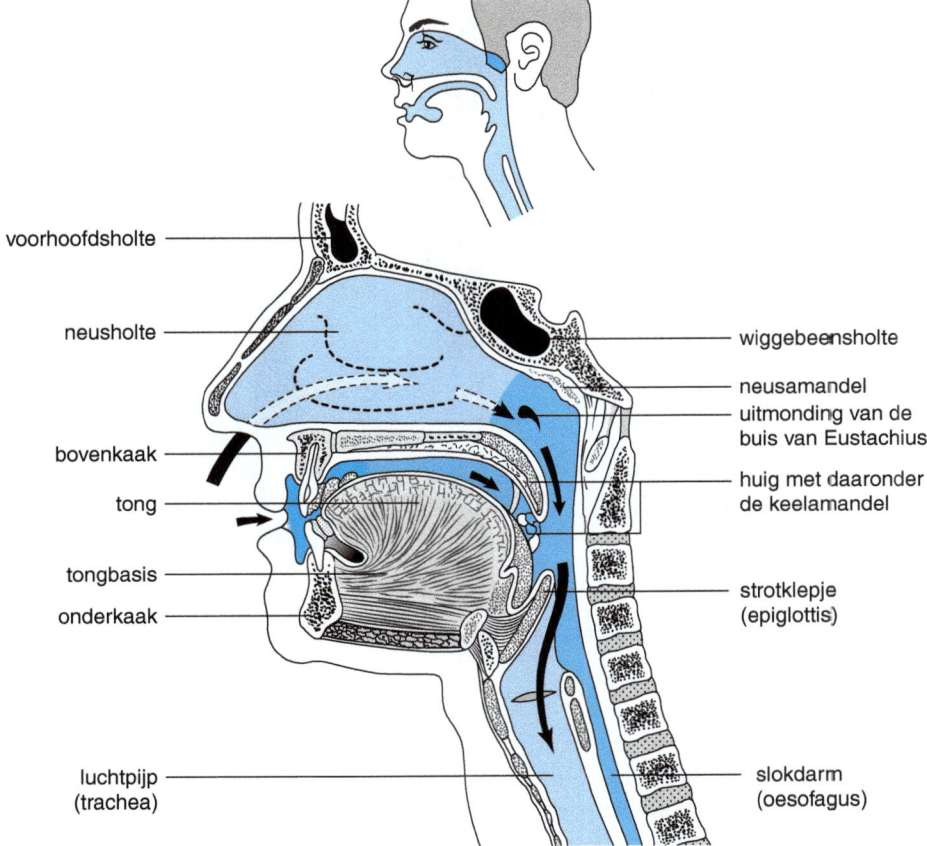

■ Figuur 4.4 Overzicht van het bovenste gedeelte van de luchtwegen en het spijsverteringskanaal

4.2.3 Keelholte

Nadat het voedsel in de mondholte de eerste verteringsbewerking heeft ondergaan, slikken we het door. Tijdens het slikken sluit de huig (*uvula*) de verbinding tussen de neus- en keelholte af. Door deze reflex komt het voedsel niet in de neusholte. Tegelijk sluit het strotklepje (*epiglottis*) de verbinding tussen de luchtpijp (*trachea*) en de keelholte (*farynx*) af (■ fig. 4.4). Het is verstandig om tijdens het eten niet te praten, omdat door het openen van de epiglottis (wat nodig is om te kunnen praten) het voedsel 'in het verkeerde keelgat' kan schieten.

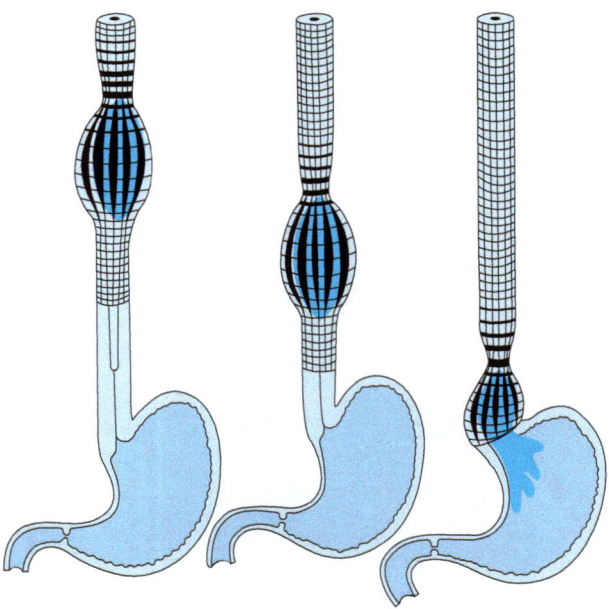

Figuur 4.5 Schematische voorstelling van de peristaltische beweging in de slokdarm

4.2.4 Slokdarm

Door te slikken komt het voedsel in de slokdarm (*oesofagus*); deze ligt achter de luchtpijp. De oesofagus dient om het voedsel uit de mond-keelholte naar de maag te brengen. Dit gebeurt door een voorwaarts knedende spierbeweging van de gladde spieren in de wand van de oesofagus, en gedeeltelijk door de zwaartekracht. Deze spierbeweging, die we ook verderop in de darmen aantreffen, noemen we *peristaltiek* (fig. 4.5).

4.2.5 Maag

De oesofagus gaat door het middenrif (*diafragma*) en mondt uit in de maag (fig. 4.6). De maag (*gaster*) is een zakvormig orgaan en bestaat uit een grote holte die aan de bovenzijde wordt afgesloten door de maagingang (*cardia*). Op de plaats waar de maaginhoud beetje bij beetje de maag verlaat en in de dunne darm terechtkomt, ligt een kringspier, de *pylorus*.

In de maag wordt maagsap aan het voedsel toegevoegd. Het maagsap bestaat uit slijm, zoutzuur (dit is bacteriedodend) en enzymen. Vooral het eiwitsplitsende enzym *pepsine* speelt een grote rol. Ook het vetsplitsende enzym *lipase* wordt in de maag aan de voedselbrij toegevoegd. Door de maagperistaltiek en de toevoeging van zoutzuur en enzymen worden de moleculaire ketens van het voedsel verder gesplitst.

Het slijm in het maagsap beschermt de maagwand tegen de inwerking van zoutzuur.

Bepaalde cellen in de maagwand vormen de zogeheten *intrinsieke factor van Castle*. Deze stof is verantwoordelijk voor de opname van vitamine B12 in de darm. Vitamine B12 is onder andere nodig voor het aanmaken van rode bloedcellen (*erytrocyten*).

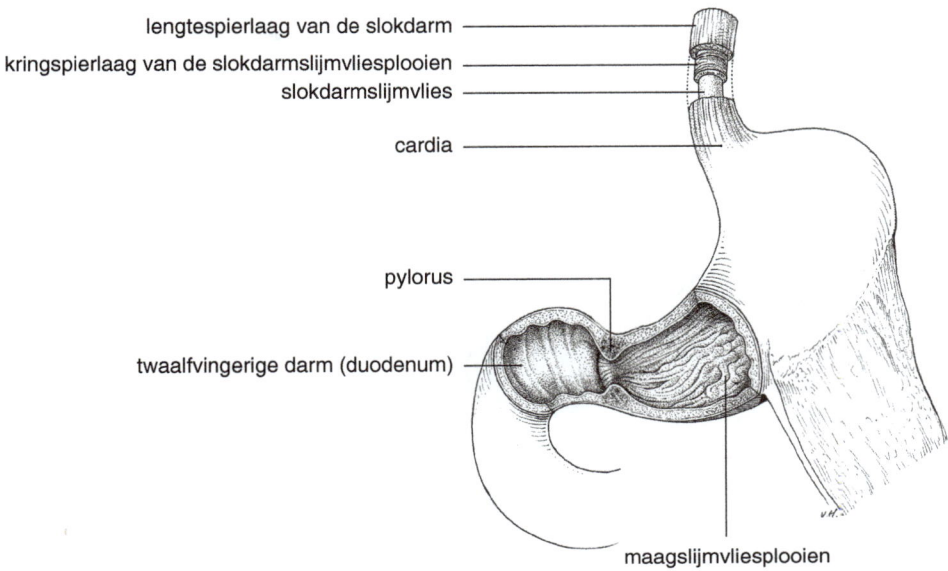

Figuur 4.6   De maag

De functies van de maag zijn dus:
- opslaan van voedsel;
- secretie (afscheiding) van maagsap;
- verteren van voedsel;
- transporteren van voedsel in de richting van de twaalfvingerige darm;
- productie van de *intrinsieke factor van Castle*.

4.2.6 Dunne darm

De dunne darm bestaat uit:
- de twaalfvingerige darm (*duodenum*);
- de nuchtere darm (*jejunum*);
- de kronkeldarm (*ileum*).

Nadat het voedsel in het *duodenum* is terechtgekomen, wordt het verder verteerd. Stoffen die via de galwegen uit de lever en via de afvoergang (*ductus pancreaticus*) uit de alvleesklier (*pancreas*) komen, spelen daarbij een belangrijke rol. De plaats waar deze stoffen het duodenum binnenkomen, heet de *papil van Vater*. Rond de papil van Vater bevindt zich een kringspier, de *sfincter* van Oddi, die de toevoer van gal, spijsverterende enzymen en natriumbicarbonaat naar het spijsverteringskanaal regelt (fig. 4.7).

Door de peristaltiek wordt de voedselbrij uit het duodenum doorgeschoven naar het mediale (2e) en distale (3e) deel van de dunne darm. Daar is het voedsel zo ver afgebroken, dat het door de darmwand heen opgenomen kan worden in het bloed. Het darmsap bevat nog enkele enzymen (zoals *maltase*, *lactase* en *sacharase*) die helpen bij de vertering van koolhydraten en enzymen die eiwitten afbreken.

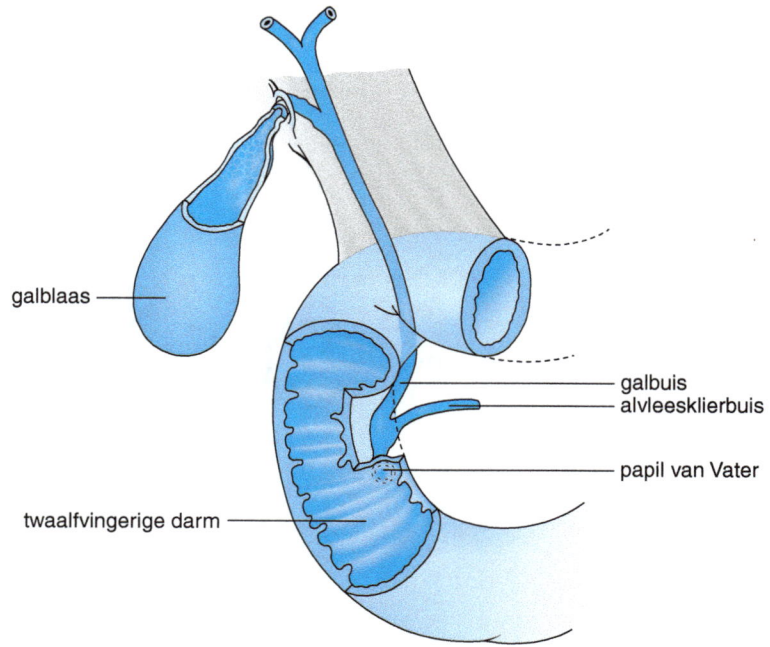

○ **Figuur 4.7** De galbuis en de alvleesklierbuis monden uit in de twaalfvingerige darm, op de papil van Vater

Het duodenum is het eerste gedeelte van de dunne darm. Voorbij de papil van Vater volgen het tweede (*jejunum*) en het derde deel (*ileum*). Het *jejunum* is ongeveer 2,5 meter lang en het *ileum* circa 3,5 meter; deze laatste gaat over in de dikke darm (*colon*).

Evenals de maag en het duodenum zijn ook de darmen opgehangen in plooien van het buikvlies (*peritoneum*). Deze plooien heten het *mesenterium*.

De lengte van de darm en de heel sterke plooivorming aan de binnenkant ervan, zorgen voor een groot oppervlak (○ fig. 4.8). Dit oppervlak wordt nog verder vergroot door de darmvlokken. Het totale oppervlak van de dunnedarmwand is 150–200 m^2. Door de wand van de darm belanden de voedselmoleculen snel in de wijd openstaande bloedcapillairen, die het begin van de poortader (*vena portae*) vormen. Via de vena portae komen de voedselmoleculen in de lever, waar ze verder worden bewerkt. De niet-verteerbare voedselresten, die zich in een grote hoeveelheid vocht bevinden, rplaatsen zich van de dunne darm naar de dikke darm.

4.2.7 Alvleesklier

De alvleesklier (*pancreas*) is een langgerekte klier die achter de maag ligt. De pancreas is een klier met zowel interne als externe secretie. Interne secretie omdat deze klier in de *eilandjes van Langerhans* de hormonen *glucagon* en *insuline* produceert. Externe secretie omdat het pancreassap vanuit de pancreas via de ductus pancreaticus naar de darm wordt gestuwd.

4.2 · Bouw en functies

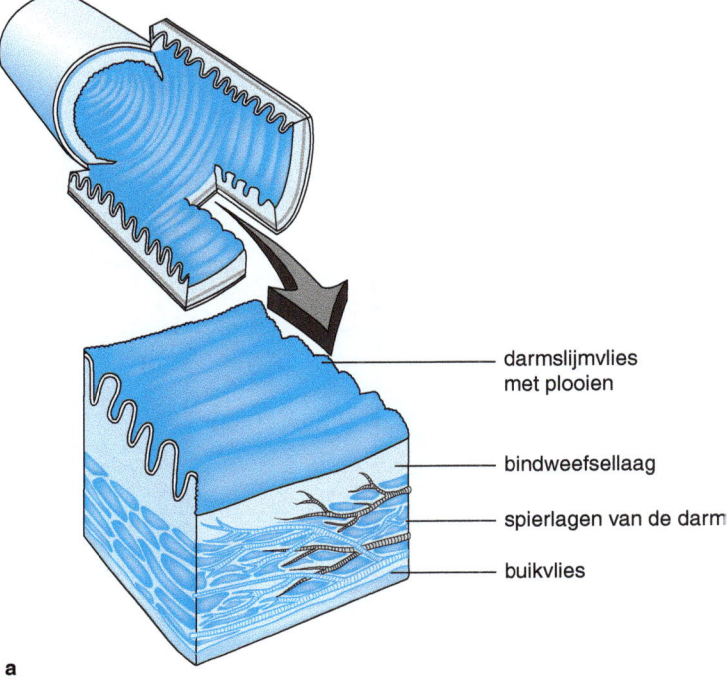

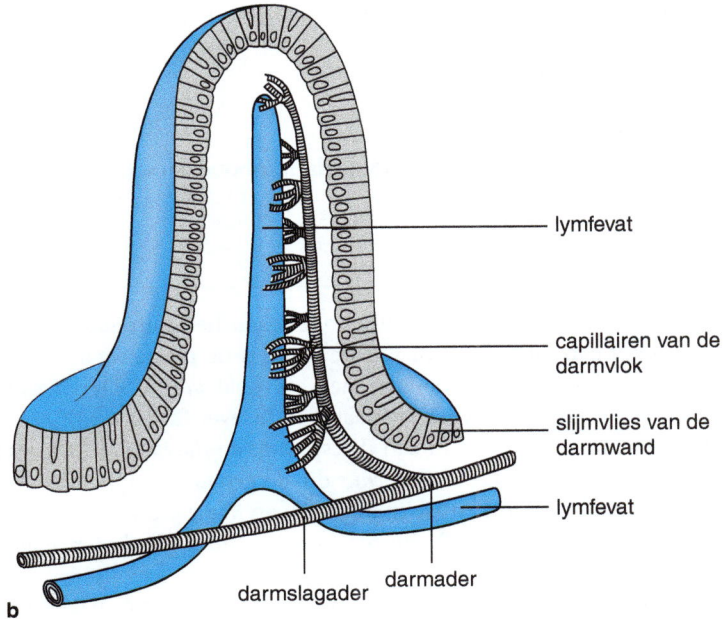

Figuur 4.8 Dunne darm: (**a**) dunnedarmwand met plooien; (**b**) schematische voorstelling van een darmvlok

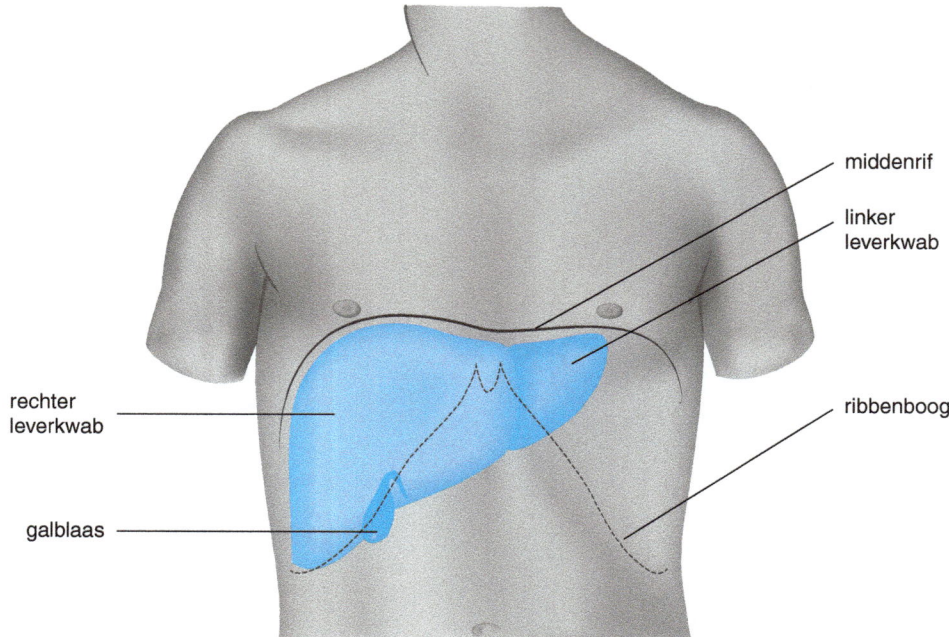

Figuur 4.9 De ligging van de lever

De pancreas produceert ongeveer een liter vocht per dag. De voornaamste bestanddelen hierin zijn:
- het enzym *lipase* (vetsplitsend);
- het enzym *trypsine* (eiwitsplitsend);
- het enzym *amylase* (zetmeelsplitsend);
- een stof *bicarbonaat* (neutraliseert het in de darminhoud aanwezige zoutzuur).

4.2.8 Lever

De lever (*hepar*) ligt rechtsboven in de buikholte tegen het diafragma (fig. 4.9). Het *leverhilum*, een groef aan de onderkant van de lever, is de plaats waar de leverslagader (*arteria hepatica*) de lever binnenkomt, evenals de *vena portae*. De leverbuis (*ductus hepaticus*) die de gal uit de lever afvoert, verlaat hier de lever (fig. 4.10).

De ductus hepaticus mondt uit in een driesprong: de *ductus cysticus*, waardoor gal naar de galblaas gaat en de *ductus choledochus* die de gemeenschappelijke afvoergang is van beide galwegen naar de darm en die in de papil van Vater uitmondt.

De lever wordt van zuurstofrijk bloed voorzien door de leverslagader (*arteria hepatica*), een aftakking van de aorta.

Vanuit de darmen komt heel voedselrijk bloed via de vena portae naar de lever.

De leverader (*vena hepatica*), die het bloed afvoert uit de lever, mondt uit in de onderste holle ader (*vena cava inferior*).

4.2 · Bouw en functies

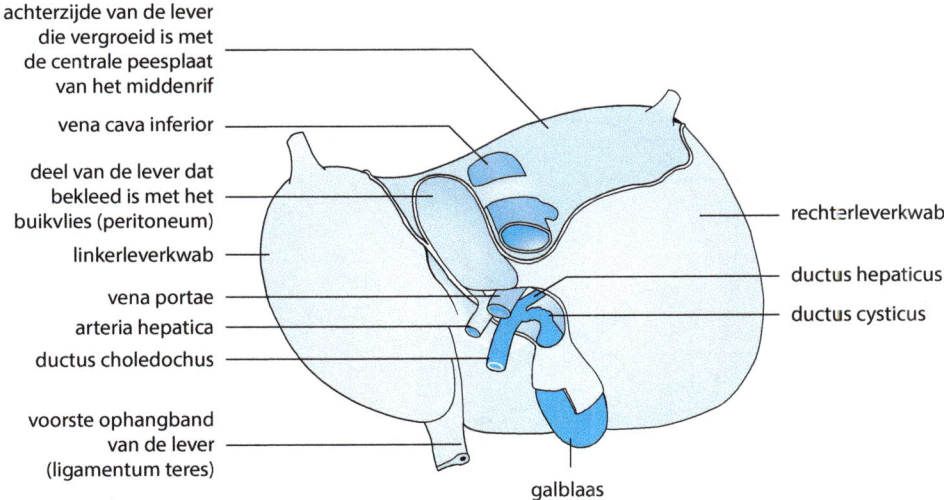

▶ **Figuur 4.10** Aanzicht van de lever van achter-onder

Bouw

De lever bestaat uit een groot aantal leverkwabjes. Elk leverkwabje wordt gevoed door bloed uit zijtakjes van de vena portae. Het bloed uit de vena portae komt voornamelijk van de darmen, waar het voedsel heeft opgenomen. De functie van de leverkwabjes is onder andere dit voedsel te 'bewerken'.

Ook een capillairnet van de arteria hepatica dringt de leverkwabjes binnen. Deze bloedvaatjes voorzien de cellen in de kwabjes van zuurstof en brandstof, zodat ze de energie krijgen om hun taak te verrichten. Het bloed uit deze beide vaatstelsels stroomt naar een vaatje dat centraal in het leverkwabje ligt. Het bloed wordt ten slotte door takjes van de vena hepatica uit de hepar afgevoerd.

In de leverkwabjes liggen ook cellen die afgestorven erytrocyten en bacteriën kunnen ontleden en afweerstoffen tegen deze bacteriën kunnen vormen.

Functies

De functies van de lever zijn:
- suiker omzetten in glycogeen, dat dient als reservevoedsel;
- vetten opbouwen en afbreken;
- eiwitten opbouwen en afbreken;
- vitaminen opslaan;
- mineralen opslaan die voor het lichaam belangrijk zijn, zoals ijzer en koper;
- stoffen vormen die belangrijk zijn voor de bloedstolling, de stollingsfactoren (*fibrinogeen*, *protrombine*);
- gal vormen (gal is een gele vloeistof waarin zich allerlei stoffen bevinden; de belangrijkste zijn: galkleurstof oftewel *bilirubine*, een afbraakproduct van dode erytrocyten, en galzure zouten die belangrijk zijn voor de vertering van voedsel in de darm en voor de opname ervan in het bloed);
- giftige stoffen onschadelijk maken.

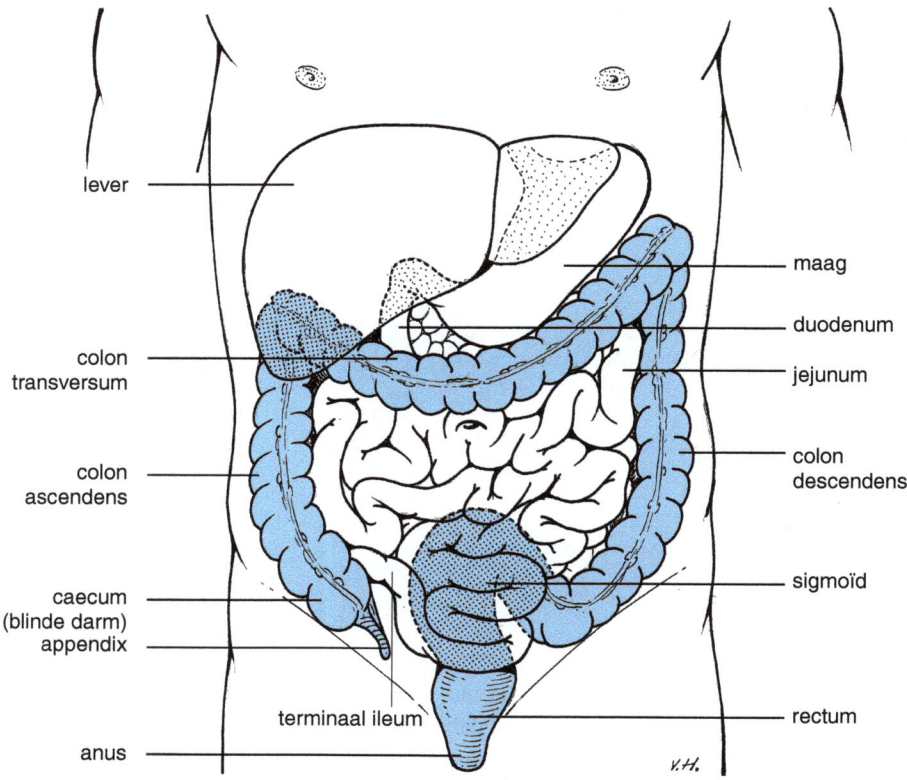

◘ **Figuur 4.11** Het verloop van de dikke darm

4.2.9 Dikke darm

De dikke darm bestaat uit diverse delen (◘ fig. 4.11):
— De blindedarm (*caecum*): dit is de plaats waar de dunne darm overgaat in de dikke darm. Dit is een blind (doodlopend) eindigend deel darm met daaraan vast het wormvormig aanhangsel (*appendix*).
— De karteldarm (*colon*): het deel van de dikke darm dat tussen de blindedarm en de endeldarm ligt. Het colon bestaat uit vier delen:
  — het opstijgende deel (*colon ascendens*);
  — het dwarslopende deel (*colon transversum*);
  — het afdalende deel (*colon descendens*);
  — het S-vormige deel van de dikke darm tussen het colon descendens en de endeldarm (*sigmoïd*).
— De endeldarm (*rectum*), met aan het uiteinde de *anus*.

In het colon wordt het grootste deel van het water dat zich in de darm bevindt weer in het bloed opgenomen. Dit kan oplopen tot acht liter per dag.

Klieren in de wand van het colon scheiden slijm af. Dat vermengt zich met de aanwezige voedselresten, waardoor die zich gemakkelijker door het colon verplaatsen. Peristaltische bewegingen van de gladde spieren in de wand van het colon zorgen voor het transport in de richting van de endeldarm.

De in het colon aanwezige bacteriën zorgen voor een normale samenstelling, kleur en reuk van de ontlasting. De onverteerbare uitwerpselen (*feces*) worden ten slotte via de endeldarm (*rectum*) en de *anus* uit ons lichaam afgescheiden. Een kringspier (*sfincter*) zorgt ervoor dat dit op geregelde tijden kan gebeuren.

4.3 Woordenlijst

In ▶ H. 1 zijn algemene regels voor de uitspraak van Latijnse woorden gegeven. In deze woordenlijst vind je nog extra aanwijzingen voor een juiste uitspraak:
- Een onderstreping betekent dat de klemtoon op de onderstreepte klinker ligt, bijvoorbeeld: erytrocyt.
- Een 'woord' tussen rechte haken geeft (bij benadering) de letterlijke uitspraak van de medische term, bijvoorbeeld: [eerietroosiet].

abdomen	– buik
amylase	– zetmeelsplitsend enzym [amielaase]
anus	– sluitspier aan het einde van het darmkanaal
appendix	– wormvormig aanhangsel van de blindedarm [apèndiks]
bicarbonaat	– een zoutzuurneutraliserende stof
bilirubine	– galkleurstof die ontstaat bij de afbraak van erytrocyten
caecum	– blindedarm [seekum]
cardia	– maagingang [kardie-ja]
colon	– dikke darm; karteldarm
colon ascendens	– opstijgende deel van het colon [koolon asèndens]
colon descendens	– afdalende deel van het colon [koolon desèndens]
colon transversum	– dwarse deel van het colon
diafragma	– middenrif [die-jaafragmaa]
ductus choledochus	– galafvoergang naar duodenum [duktus gooleedoogus]
ductus cysticus	– galgang tussen de galblaas en de ductus choledochus [siestiekus]
ductus hepaticus	– galafvoergang uit de lever [heepaatiekus]
ductus pancreaticus	– afvoergang naar de darm van alvleeskliersappen [pankree-jaatiekus]
duodenum	– twaalfvingerige darm, proximale (eerste) deel van de dunne darm [duu-oodeenum]
eilandjes van Langerhans	– celstructuren waar insuline en glucagon worden gevormd
epiglottis	– strotklepje
erytrocyt	– rode bloedcel [eerietroosiet]

extrinsieke factor (van Castle)	– vitamine B12
farynx	– keelholte [faarinks]
feces	– ontlasting [feesès]
fibrinogeen	– stollingsfactor voor bloed
gaster	– maag
glandula parotidea	– oorspeekselklier (meervoud: glandulae parotideae) [glanduulaa paarootiede-jaa]
glandula sublingualis	– ondertongspeekselklier (meervoud: glandulae sublinguales) [sublinguu-aalis]
glandula submandibularis	– onderkaakspeekselklier (meervoud: glandulae submandibulares) [submandiebuulaaris]
glucagon	– pancreashormoon met een bloedsuikerverhogende werking; antagonist van insuline [gluukaagon]
hepar	– lever
ileum	– kronkeldarm, distale (laatste) deel van de dunne darm [iele-jum]
insuline	– pancreashormoon met een bloedsuikerverlagende werking
intrinsieke factor van Castle	– stof geproduceerd door het maagslijmvlies die het mogelijk maakt vitamine B12 uit de darm op te nemen in het lichaam
jejunum	– nuchtere darm, mediale (middelste) deel van de dunne darm
lactase	– melksuiker(lactose)splitsend enzym [laktaase]
leverhilum	– plaats in de lever waar de arteria hepatica, vena portae en vena hepatica de lever binnenkomen en de ductus hepaticus de lever verlaat
lipase	– vetsplitsend enzym
maltase	– koolhydraatsplitsend enzym
mandibula	– onderkaak
maxilla	– bovenkaak [maksillaa]
mesenterium	– buikvliesplooi die dient als ophangband voor de darmen en buikorganen [meesènteerie-jum]
oesofagus	– slokdarm [eusoofaagus of uisoofaagus]
pancreas	– alvleesklier [pankree-jas]
papil van Vater	– plaats waar de ductus pancreaticus en de ductus choledochus in het duodenum uitmonden
pepsine	– eiwitsplitsend enzym
peristaltiek	– voortschrijdende samentrekking van glad spierweefsel in de wand van de tractus digestivus
peritoneum	– buikvlies [peerietoonee-jum]
protrombine	– bloedstollingsfactor
pylorus	– maaguitgang [pielorus]
rectum	– endeldarm, laatste deel van de dikke darm [rèktum]

4.3 · Woordenlijst

resorptie	– opname van voedingsstoffen uit de darm in het bloed en de lymfe [reesorpsie]
sacharase	– koolhydraatsplitsend enzym
sfincter	– kringspier [sfinkter]
sigmoïd	– S-vormig deel van de dikke darm [sigmoo-iet]
trachea	– luchtpijp [tragee-jaa]
trypsine	– eiwitsplitsend enzym [tripsiene]
uvula	– huig [uuvuulaa]
vena portae	– (lever)poortader; ader die voedselrijk bloed van (voornamelijk) de darmen, naar de lever vervoert [portee]

■ **Vragen en opdrachten**

1. Wat is de functie van het spijsverteringsstelsel (tractus digestivus)?
2. Welke belangrijke voedingsstoffen zitten in het voedsel?
3. Wat gebeurt er met het voedsel in verschillende delen van de tractus digestivus: de mond, de maag en de darm?
4. Uit welke elementen bestaat ons gebit?
5. Beschrijf een tand.
6. Noem enkele enzymen die belangrijk zijn voor de vertering en geef aan waar ze worden geproduceerd en op welke stof ze inwerken.
7. Noem de functies van de hepar.
8. Waar ligt de pancreas en wat produceert deze?
9. Waaruit bestaat de overgang van het ileum naar het colon?
10. Noem enkele sfincters in de tractus digestivus.
11. Waaraan zijn de darmen opgehangen?
12. Waarin onderscheidt het vena-portaesysteem zich van andere veneuze systemen?

Ademhalingsstelsel

5.1 Inleiding – 50

5.2 Bouw en functies – 50
5.2.1 Neusholte – 51
5.2.2 Keelholte – 51
5.2.3 Strottenhoofd – 52
5.2.4 Luchtpijp – 53
5.2.5 Longen – 53
5.2.6 Ademhaling – 54

5.3 Woordenlijst – 56

© Bohn Stafleu van Loghum is een imprint van Springer Media B.V., onderdeel van Springer Nature 2021
G. H. Mellema, *Medische terminologie anatomie en fysiologie*, Basiswerk AG,
https://doi.org/10.1007/978-90-368-2578-8_5

5.1 Inleiding

Het ademhalingsstelsel (*tractus respiratorius*) omvat de luchtwegen en de longen (◘ fig. 5.1). Om hun werk goed te kunnen verrichten moeten deze organen ondersteund worden door spieren, de ademhalingsspieren. De longen (*pulmones*) worden omgeven door een dubbel aangelegd longvlies (*pleura*).

In dit hoofdstuk worden verder nog beknopt behandeld: de bloedvoorziening en op welke wijze zenuwprikkels de ademhaling aanzetten.

5.2 Bouw en functies

Onze ademhalingsweg loopt van de neusholte via de keelholte (*farynx*) naar de luchtpijp (*trachea*). Deze splitst zich nog vóór de longen in twee takken (*hoofdbronchi*), die elk op zichzelf als ademhalingsweg voor elke long fungeren. De linkerhoofdbronchus splitst zich in twee takken, die elk naar een longkwab (*lobus,* meervoud: *lobi*) gaan.

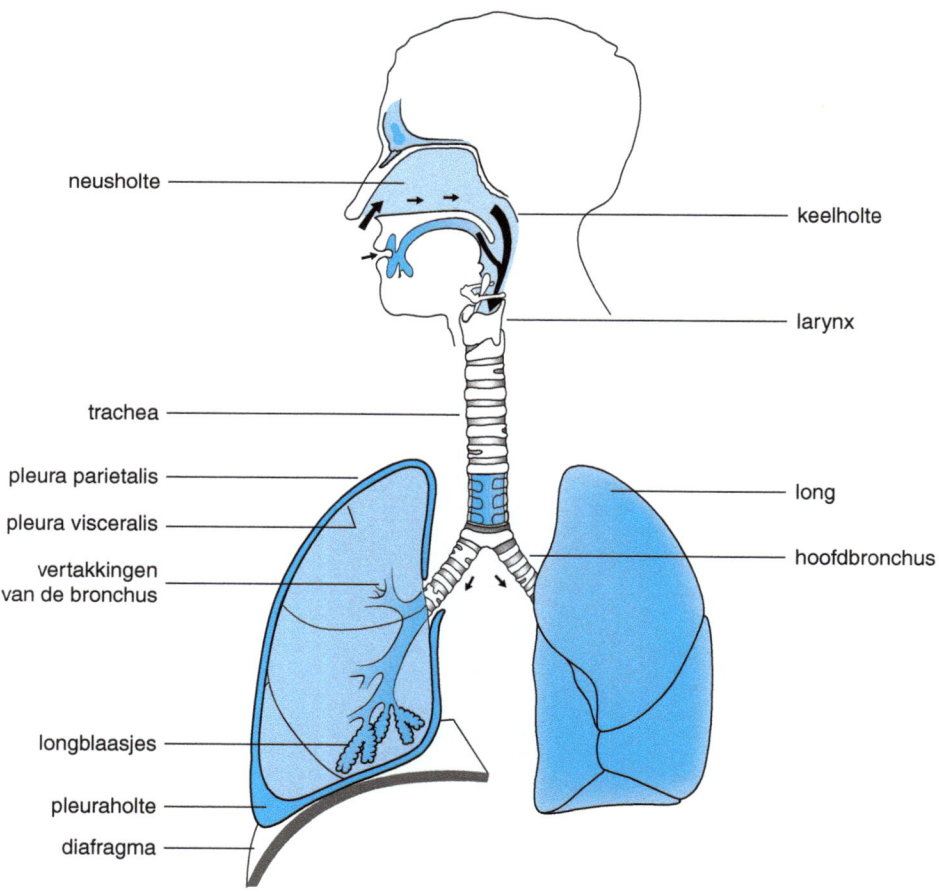

◘ **Figuur 5.1** De luchtwegen

De rechterhoofdbronchus verzorgt de drie lobi van de rechterlong. In elke lobus splitsen de bronchi zich steeds verder tot *bronchioli*, tot ze ten slotte in longblaasjes (*alveoli*) eindigen.

De thoraxinhoud wordt beschermd door de ribben (*costae*) en wordt aan de onderzijde afgesloten door het middenrif (*diafragma*). De thoraxinhoud bestaat uit:
- de longen (*pulmones*);
- het hart (*cor*);
- de grote bloedvaten.

De ruimte in het midden, waar onder andere de grote bloedvaten doorheen lopen, heet het *mediastinum*.

De functie van de longen is:
- het opnemen van zuurstof (O_2): de ingeademde zuurstof gaat door de flinterdunne wanden van de longblaasjes naar de haarvaten van de longen. Zo komt er zuurstof in het bloed. Het hart pompt het nu zuurstofrijke bloed rond, waardoor elk deel van het lichaam wordt voorzien van zuurstof.
- het afvoeren van koolzuurgas (koolstofdioxide, CO_2). Dit gas ontstaat bij het metabolisme van de cel. Het gaat van de cel naar het bloed en komt door de bloedcirculatie in de longen. Daar wordt het gas uit het bloed door de flinterdunne wanden van de longblaasjes uitgescheiden.
- afweer van het lichaam: in de kleine luchtwegen wordt slijm aangemaakt (*sputum*) dat afweercellen bevat. Ziekteverwekkers en stof blijven hierin hangen. Door het slijm op te hoesten, wordt dit uit het lichaam verwijderd.

5.2.1 Neusholte

Het eerste deel van de luchtweg is de neusholte, die overgaat in de keelholte (fig. 5.1). De neusholte is in tweeën gedeeld door het neustussenschot (*septum nasi*) en elk deel is bedekt met slijmvlies. In de botstructuur onder beide ogen liggen onder andere de linker- en rechterneusbijholte. Rondom de neus en de ogen liggen diverse neusbijholten zoals boven de ogen de voorhoofdsholten (*sinus frontales*) en naast de neus de linker en rechter kaakholte (*sinus maxillaris*). Deze bijholten staan via een nauwe opening in verbinding met de neusholte. Het slijmvlies van de neusholte zorgt ervoor dat ingeademde lucht bevochtigd en verwarmd wordt. Ook bevinden zich in het neusslijmvlies reukzintuigen, die ons op de hoogte stellen van 'luchtjes' in onze omgeving.

De oppervlakte waar de binnenkomende lucht langs wordt geleid, is groot doordat er in de neus uitsteeksels zitten, de neusschelpen (*conchae*). Het neusslijmvlies bestaat uit trilhaarepitheel. Dit epitheel bezit aan de oppervlakte kleine trilhaartjes, die binnengedrongen stofdeeltjes en andere vreemde voorwerpen proberen terug te slaan (zie fig. 2.7).

5.2.2 Keelholte

Nadat de lucht de neusholte is gepasseerd, komt ze in de keelholte (*farynx*). De neusholte kan van de keelholte worden afgesloten met de huig (*uvula*). Dit zorgt ervoor dat bij het eten of drinken niets via de keel in de neusholte komt.

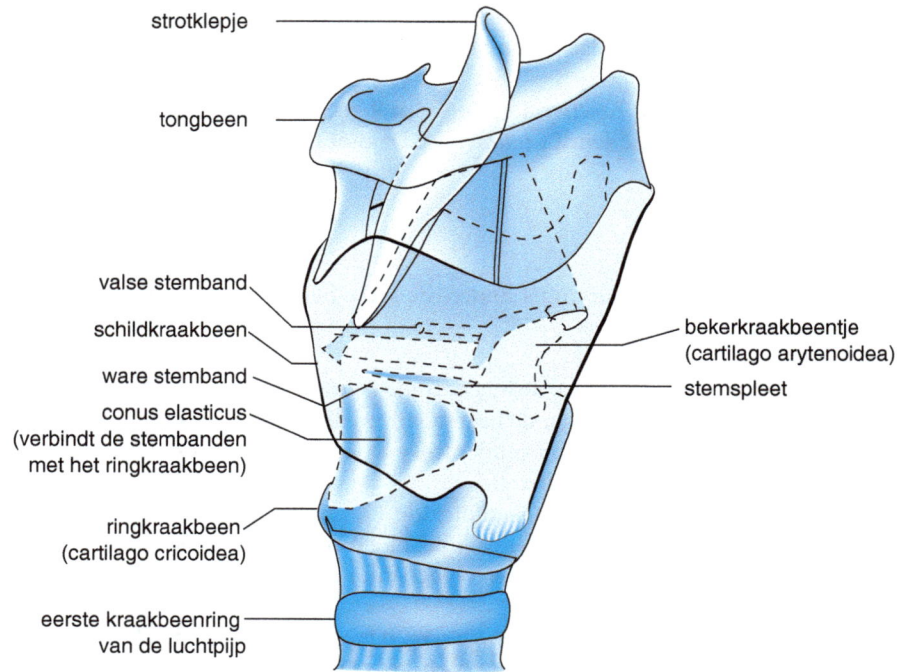

◘ **Figuur 5.2** Het strottenhoofd (zijaanzicht van links)

De farynx is aan de achterzijkant door twee keelamandelen (*tonsillen*) bedekt; hoog in de achterwand ligt de neusamandel (*adenoïd*). Deze stukjes weefsel gaan het binnendringen van bacteriën tegen.

In de farynx mondt ook (links en rechts) de buis van Eustachius uit. De wanden van deze slappe buis liggen tegen elkaar aan. Bij bijvoorbeeld slikken en geeuwen gaat de buis even open en wordt er lucht aan- of afgevoerd. Zo houdt de buis van Eustachius de luchtdruk aan beide kanten van het trommelvlies gelijk.

5.2.3 Strottenhoofd

Het strottenhoofd (*larynx*) kan als het begin van de eigenlijke ademhalingsweg worden beschouwd (◘ fig. 5.2). Het strotklepje (*epiglottis*) sluit tijdens het slikken de luchtweg af, zodat er geen voedsel in de luchtweg kan komen.

In de wand van de larynx bevinden zich twee kraakbeenderen. Deze zorgen voor de stevigheid van de larynx. Deze kraakbeenderen zijn:
- het schildkraakbeen (*cartilago thyroidea*; thyroïd = schildklier);
- het ringkraakbeen (*cartilago cricoidea*).

Stem

Aan het cartilago cricoidea zitten twee bekervormige kraakbeentjes vast. Vanaf deze beentjes lopen twee stembanden naar het schildkraakbeen. Tussen deze twee stembanden ligt de stemspleet (🞂 fig. 5.2).

Door binnenkomende of uitgaande lucht (ademhaling) kunnen de stembanden in trilling worden gebracht en ontstaat er geluid. Aan de stemvorming werken ook mee: de lippen, tong, neus, mondholte, de neusbijholten en de grootte van de larynx zelf. De lengte van de stembanden wordt bepaald door de stand van de bekervormige kraakbeentjes. Bij vrouwen zijn de stembanden korter dan bij mannen, waardoor vrouwen een hoger stemgeluid hebben. Mannen hebben een duidelijk zichtbare adamsappel, waardoor er in het strottenhoofd ruimte is voor langere stembanden. Vandaar dus de lagere stem.

5.2.4 Luchtpijp

Na de larynx volgt de luchtpijp of *trachea*. Deze bestaat uit twintig hoefijzervormige kraakbeenringen, aan de binnenzijde bekleed met trilhaarepitheel. Aan de achterzijde, tegen de slokdarm aan, zijn de kraakbeenringen open. Hierdoor kan het doorgeslikte voedsel gemakkelijk passeren.

In de thorax splitst de trachea zich in een linker- en rechterhoofdbronchus. Deze splitsing heet de *bifurcatio tracheae*. De hoofdbronchi lopen naar de rechter- en linkerlong. De plaats waar deze de long binnentreden, noemen we het *longhilum*. Ook de bloedvaten van en naar de long treden hier binnen.

5.2.5 Longen

Bloedvoorziening

De longen worden van bloed voorzien. Dit heeft twee verschillende doelen.
- Vanuit de zogenaamde kleine bloedsomloop (zie 🞂 hoofdstuk 6): Uitwisseling van zuurstof en koolzuurgas voor het functioneren van het hele lichaam. Vanuit de rechterkamer komt er zuurstofarm bloed vanuit het hart via de longslagader (*arteria pulmonalis*) naar de longen. In de arteria pulmonalis zit dus zuurstofarm bloed. Op de scheiding van de alveoli en het capillairnet vindt gaswisseling plaats. Het bloed neemt zuurstof op uit de inademingslucht en geeft afvalstoffen (zoals koolzuurgas) af aan de lucht in de alveoli. Deze lucht wordt daarna uitgeademd (🞂 fig. 5.3). Het capillairnet verenigt zich uiteindelijk tot de longader (*vena pulmonalis*), die naar de linkerboezem van het hart loopt. In de vena pulmonalis zit dus zuurstofrijk bloed.
- Vanuit de grote bloedsomloop: Uitwisseling van zuurstof en koolzuurgas voor het functioneren van de longcellen zelf.

Bouw

De rechterlong is opgebouwd uit drie longkwabben (*lobus*, meervoud: *lobi*), de linkerlong uit twee. De hoofdbronchi splitsen zich in drie rechterbronchi en twee linkerbronchi, die elk een lobus van lucht voorzien. Binnen de lobus vertakt de bronchus zich in

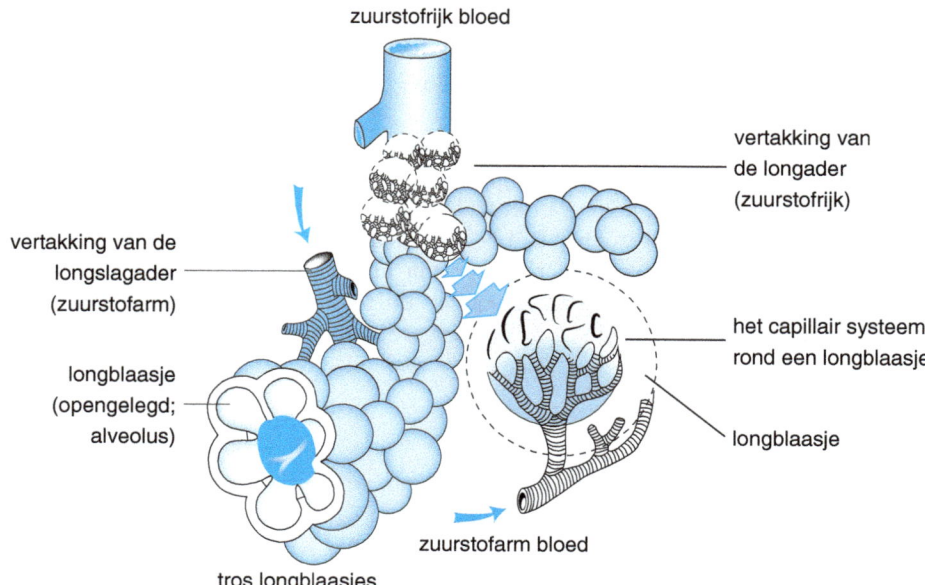

Figuur 5.3 De longblaasjes (aveoli)

steeds kleinere bronchi en uiteindelijk in kleine luchtpijptakken (*bronchiolus*, meervoud: *bronchioli*). Ten slotte komen de bronchioli uit in de zogeheten longtrechtertjes. Deze longtrechtertjes hebben een wand die bestaat uit longblaasjes (*alveolus*, meervoud: *alveoli*). We hebben ongeveer 150 miljoen alveoli per long. Om deze longblaasjes heen loopt een heel uitgebreid net van capillairen die zuurstofarm bloed aanvoeren vanuit de rechterkamer van het hart. Via de heel dunne wand van de alveoli gaat er zuurstof uit de lucht naar het bloed. In het bloed bindt de *hemoglobine* in de erytrocyten de zuurstof. Omgekeerd gaan koolzuurgas en waterdamp uit de capillairen naar de alveoli. Deze afvalstoffen worden daarna uitgeademd (fig. 5.3).

Om de longen ligt een dubbel vlies (*pleura*), waarvan het buitenste vastzit aan de binnenkant van de thorax. Het binnenste zit vast om de long. De pleurabladen liggen dicht tegen elkaar; daartussen bevindt zich een vacuüm dat gevuld is met vocht (*pleuraholte*) (fig. 5.1). De bladen zijn wel verschuifbaar ten opzichte van elkaar, maar door het vacuüm kunnen ze niet van elkaar worden getrokken. Door deze constructie volgt de long de uitzetting en het weer terugkomen van de borstkas tijdens de ademhaling. Hierdoor wordt lucht in de long gezogen en teruggeblazen.

5.2.6 Ademhaling

De ademhaling is een proces waarbij de ademhalingsspieren de thoraxwand optillen en naar buiten doen uitzetten (fig. 5.4). Bij elke ademhaling wordt zuurstof ingeademd en koolzuur uitgeademd. In rust is de ademfrequentie 6 tot 8 keer per minuut. Bij inspanning kan dit oplopen tot wel 50 tot 60 keer per minuut. De ademhaling wordt geregeld

5.2 · Bouw en functies

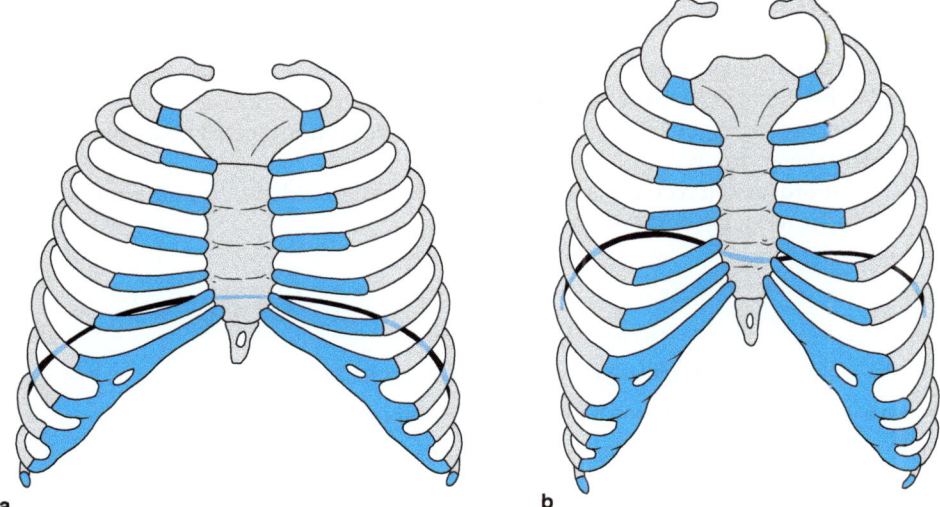

Figuur 5.4 (a) Tijdens de inademing neemt de diameter van de borstkas toe en beweegt het diafragma naar beneden, omdat het platter wordt. (b) Tijdens de uitademing wordt de borstkas smaller en komt het diafragma omhoog

door het ademcentrum in de hersenen. De zenuwprikkels die in het ademcentrum binnenkomen, zijn afkomstig van de longen, de borstkas en 'lichaampjes' in de halsslagader en de aorta. Deze lichaampjes zijn chemische waarnemingsreceptoren (*chemoreceptoren*). Ze kunnen chemische veranderingen in het bloed signaleren, zoals een daling van het zuurstofgehalte en een stijging van het koolstofdioxidegehalte in het bloed. Is de concentratie van O_2 te laag en/of van CO_2 te hoog, dan volgt er een zenuwprikkel die via het autonome zenuwstelsel de ademhalingsspieren activeert.

De hoeveelheid zuurstof in het bloed wordt in een percentage aangeduid: de (zuurstof)*saturatie*. Saturatie is het percentage van het hemoglobine in de rode bloedcellen dat zuurstof bevat.

Voor een gezond mens wordt een saturatiewaarde van 95 % of hoger als normaal gezien. Bij een waarde van 90 % of lager is er sprake van een zuurstoftekort, ook wel *desaturatie* genoemd.

Door het uitzetten van de borstkas worden de longen verwijd en wordt lucht ingeademd. Omgekeerd: wanneer de ademhalingsspieren zich ontspannen, wordt de thoraxinhoud kleiner en wordt de lucht uitgeademd.

De thorax is van de buikholte (*abdomen*) gescheiden door het middenrif (*diafragma*). Dit middenrif beweegt met de ademhaling mee. Wanneer we inademen (*inspiratie*), gaan door de uitzetting van de thoraxwanden de zijkanten van het diafragma naar buiten en naar onderen, zodat het diafragma vlakker wordt. Bij de uitademing (*expiratie*) is het omgekeerde het geval.

Oudere mensen die een nogal zittend leven leiden, gebruiken bij de ademhaling ook veel de spieren van de buikwand.

5.3 Woordenlijst

In ▶ H. 1 zijn algemene regels voor de uitspraak van Latijnse woorden gegeven. In deze woordenlijst vind je nog extra aanwijzingen voor een juiste uitspraak:
- Een onderstreping betekent dat de klemtoon op de onderstreepte klinker ligt, bijvoorbeeld: erytrocyt.
- Een 'woord' tussen rechte haken geeft (bij benadering) de letterlijke uitspraak van de medische term, bijvoorbeeld: [eerietroosiet].

abdomen	– buik
adenoïd	– neusamandel [aadeenoo-ied]
alveolus	– longblaasje (meervoud: alveoli) [alvee-joolus]
arteria pulmonalis	– longslagader [arteerie-ja pulmoonaalis]
bifurcatio tracheae	– splitsing van trachea in twee hoofdbronchi [biefurkaatie-joo traagee-jee]
bronchioli	– fijnere luchtpijpvertakkingen [brongie-joolie]
bronchus	– luchtweg van de long
buis van Eustachius	– slappe verbindingsbuis tussen de keelholte en het middenoor [uistaagie-jus]
cartilago cricoidea	– ringkraakbeen [kartielaagoo kriekoo-iede-jaa]
cartilago thyroidea	– schildkraakbeen [tieroo-iede-jaa]
conchae	– neusschelpen (enkelvoud: concha) [kongee]
cor	– hart [kor]
costae	– ribben (enkelvoud: costa) [kostee]
desaturatie	– zuurstoftekort in het bloed
diafragma	– middenrif [di-jaafragmaa]
epiglottis	– strotklepje
expiratie	– uitademing [ekspieraatsie]
farynx	– keelholte [faarinks]
hemoglobine	– ijzerhoudende bloedkleurstof, die zuurstof bindt
inspiratie	– inademing
larynx	– strottenhoofd [laarinks]
lobus	– deel van de long, longkwab (meervoud: lobi)
longhilum	– plaats waar bloedvaten en de hoofdbronchus de long binnenkomen
mediastinum	– ruimte tussen beide longen in, waarin onder andere de trachea en oesofagus [meedie-jastienum]
pleura	– longvlies [pluiraa] of [pleuraa]
pulmo	– long (meervoud: pulmones)
respiratie	– ademhaling
saturatie	– (zuurstof)verzadiging; het percentage van het hemoglobine in rode bloedcellen dat zuurstof bevat

5.3 · Woordenlijst

septum nasi	– neustussenschot
sinus	– holte
sinus frontalis	– voorhoofdsholte (meervoud: sinus frontales)
sinus maxillaris	– kaakholte (meervoud: sinus maxillares) [sienus maksillaaris]
thorax	– borstkas [tooraks]
tonsil	– keelamandel
trachea	– luchtpijp [traageja]
uvula	– huig
vena pulmonalis	– longader

■ **Vragen en opdrachten**
1. Waaruit bestaat het ademhalingsstelsel?
2. Wat is de functie van de epiglottis?
3. Waarom heeft een vrouw een hogere stem dan een man?
4. Wat is trilhaarepitheel en waar bevindt zich dit?
5. Wat is het verschil tussen de linker- en rechterlong?
6. Wat is een alveolus en wat gebeurt daar?
7. Welke afvalstoffen bevat uitgeademde lucht?
8. Waaruit bestaat de bloedvoorziening van de longen en wat is de taak ervan?
9. Waardoor wordt de ademhaling beïnvloed?
10. Welke botten en spieren zorgen mede voor de ademhaling?

Bloedsomloop

6.1 Inleiding – 60

6.2 Bouw en functies – 60
6.2.1 Hart – 60
6.2.2 Bloedvaten – 64
6.2.3 Slagaderstelsel – 65
6.2.4 Aderstelsel – 67
6.2.5 Pols en bloeddruk – 67
6.2.6 Lymfe en weefselvocht – 68
6.2.7 Milt – 71

6.3 Woordenlijst – 72

© Bohn Stafleu van Loghum is een imprint van Springer Media B.V., onderdeel van Springer Nature 2021
G. H. Mellema, *Medische terminologie anatomie en fysiologie*, Basiswerk AG,
https://doi.org/10.1007/978-90-368-2578-8_6

6.1 Inleiding

Een volwassen mens heeft ongeveer vijf liter bloed, dat voortdurend via de bloedvaten door het lichaam stroomt: de bloedsomloop (*tractus circulatorius*).

In dit hoofdstuk worden achtereenvolgens de bouw en functies van het hart en de bloedvaten beschreven. Tot slot wordt aandacht besteed aan de lymfe en het weefselvocht.

6.2 Bouw en functies

De bloedsomloop bestaat uit (◘ fig. 6.1):
- de *grote circulatie*, waarvan de bloedvaten het bloed door het lichaam vervoeren, met als doel overal zuurstof en brandstof af te leveren en afvalstoffen af te voeren;
- de *kleine circulatie*, waarvan de bloedvaten van het hart naar de longen gaan en vanaf daar weer terug naar het hart. Het doel van het stelsel is in de longen zuurstof (O_2) aan het bloed toe te voegen en tegelijkertijd afvalstoffen (koolzuurgas (CO_2), waterdamp) aan de buitenwereld af te geven;
- het *hart*, dat als pomp fungeert om het bloed door het lichaam te stuwen.

Er is ook een andere indeling van de bloedsomloop mogelijk:
- het hart, dat als lichaamspomp fungeert;
- de bloedvaten die van het hart naar de weefsels lopen (*arteriae*);
- de bloedvaten die van de weefsels in de richting van het hart lopen (*venae*);
- de haarvaten (*capillairen*) die overal in het lichaam stoffen afgeven en opnemen, en de overgang vormen van het arteriële naar het veneuze systeem.

De functie van de bloedsomloop (*tractus circulatorius*) is het bloed via de bloedvaten door het hele lichaam te laten stromen, zodat de taken van deze bloedsomloop worden uitgevoerd. Deze taken zijn:
- zuurstof en brandstof naar de cellen vervoeren;
- afbraakstoffen die door de lichaamscellen zijn gevormd afvoeren;
- het lichaam op temperatuur houden;
- het lichaam beschermen tegen ziektekiemen door middel van afweerstoffen en witte bloedcellen;
- de samenstelling bewaken van de vloeistof die zich buiten de cellen bevindt, in de zogenoemde extracellulaire ruimte. De samenstelling van deze weefselvloeistof dient binnen bepaalde grenzen te worden gehouden om de cellen zo goed mogelijk te laten functioneren. Er moet een constant evenwicht zijn in dit *milieu intérieur*.

6.2.1 Hart

Ons hart (*cor*) heeft ongeveer de grootte van een vuist en ligt links in de borstholte, enige centimeters achter de ribben (◘ fig. 6.2).

Het hart bestaat uit twee helften die worden gescheiden door een tussenschot (*septum cordis*). Deze helften bestaan elk weer uit twee delen. Het hart kent dus vier compartimenten:

6.2 · Bouw en functies

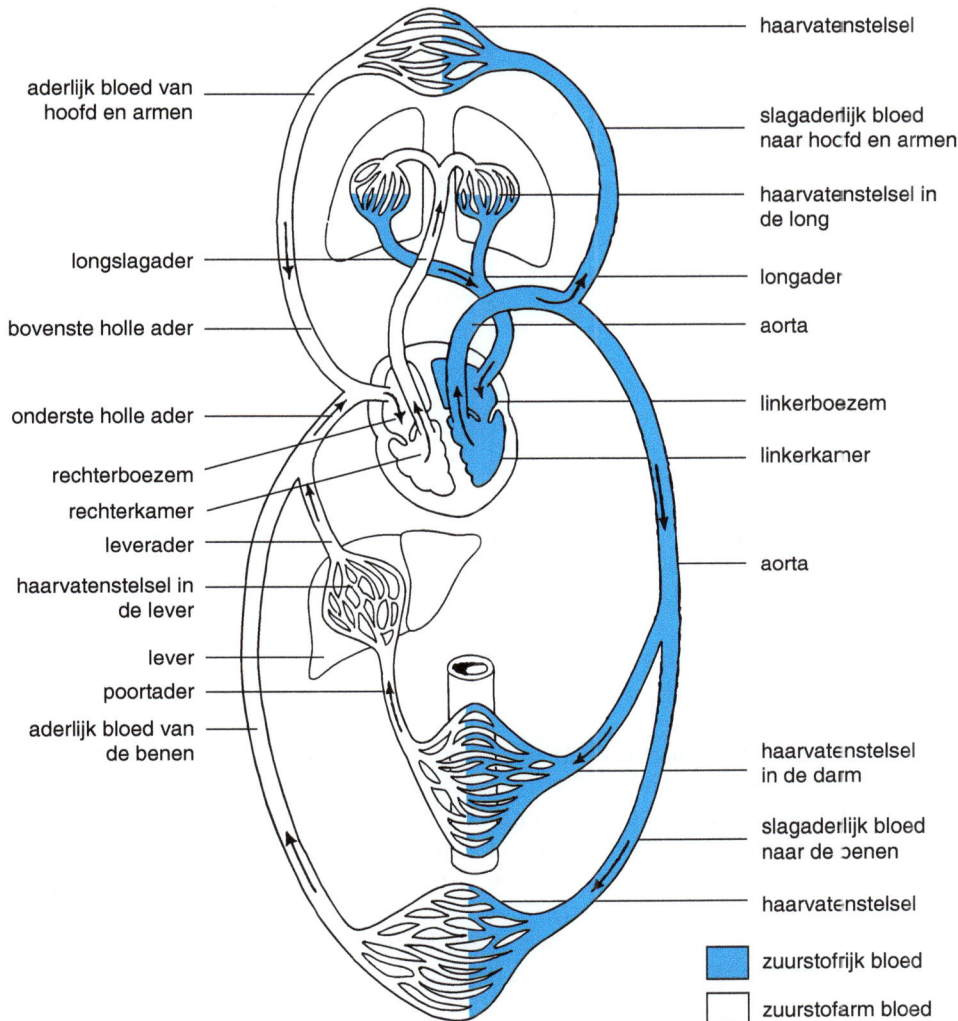

◘ **Figuur 6.1** Schematische voorstelling van de grote en kleine bloedsomloop

- linkerboezem (*atrium sinistrum*);
- rechterboezem (*atrium dextrum*);
- linkerkamer (*ventriculus sinister*);
- rechterkamer (*ventriculus dexter*).

Kleppen

De atria en ventriculi zijn van elkaar gescheiden door kleppen (*valvae*). Deze kleppen zorgen ervoor dat het bloed dat zich in het hart bevindt, slechts in één richting kan stromen. De klep tussen het linkeratrium en het linkerventrikel is de *mitralisklep* (deze klep heeft twee slippen). De *tricuspidalisklep* vormt de scheiding tussen het rechteratrium en het rechterventrikel (deze klep heeft drie slippen).

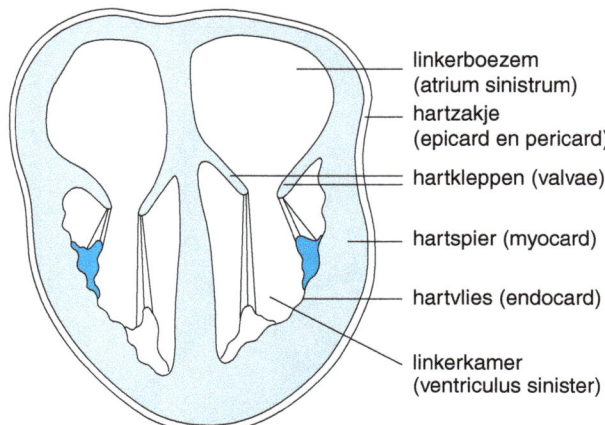

◘ **Figuur 6.2** Schematische voorstelling van het hart

Het bloed dat uit het linkerventrikel in de grote bloedsomloop (*aorta*) en uit het rechterventrikel in de kleine bloedsomloop (*arteria pulmonalis*) wordt gestuwd, gaat ook via een klepsysteem. Deze kleppen zijn halvemaanvormig. We spreken van de *aortaklep* en de *pulmonalisklep*. Ook deze kleppen laten het bloed alleen in de stroomrichting door, van het ventrikel naar de grote vaten.

Weefsel

De binnenwand van het hart is bekleed met een endotheellaag, het *endocard*. De kracht waarmee het hart kan samentrekken, wordt geleverd door een dikke spierlaag, het *myocard*. Deze spierlaag werkt buiten onze wil om en is dus autonoom. Hij staat onder invloed van het onwillekeurige (autonome) zenuwstelsel. In tegenstelling tot alle andere spieren die onder invloed van dit zenuwstelsel hun taak verrichten, is deze spier niet glad, maar dwarsgestreept (zie ▶ H. 2).

De buitenkant van het hart bestaat uit twee lagen, het *epicard* en het *pericard*. Deze vormen samen het zogenoemde hartzakje (vergelijkbaar met de pleurabladen om de longen).

Bloedvoorziening

Natuurlijk moet ook het hart zelf worden voorzien van brandstof en zuurstof en moeten de afvalstoffen worden afgevoerd. Hiertoe ontspringen vlak buiten het hart in de aorta een paar slagaderen die de linker- en rechterharthelft van bloed voorzien. Ze liggen als een krans (corona) om de hartspier heen en heten *arteriae coronariae*.

Prikkelgeleiding

Het hart trekt samen onder invloed van het autonome zenuwstelsel (in dit geval de tiende hersenzenuw of *nervus vagus*).

Het zenuwstelsel beïnvloedt een bepaalde plaats op de septumwand van het atrium, de sinusknoop (◘ fig. 6.3). Van daaruit gaan elektrische prikkels via de boezemwanden naar een tweede knoop. Deze knoop ligt op de grens van het atrium en het ventrikel, de atrioventriculaire knoop (AV-knoop). De prikkel gaat vanuit deze AV-knoop via een

6.2 · Bouw en functies

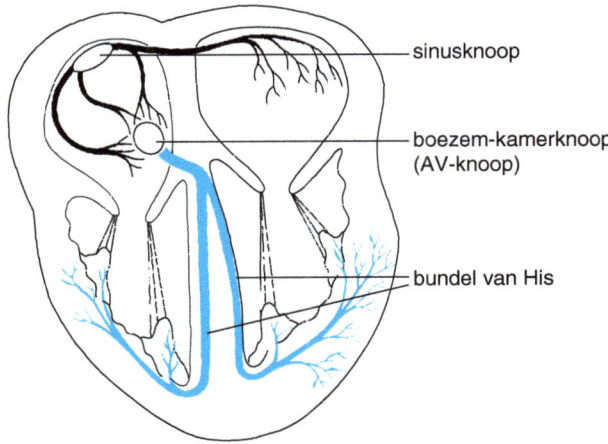

Figuur 6.3 Het prikkelgeleidingssysteem van het hart

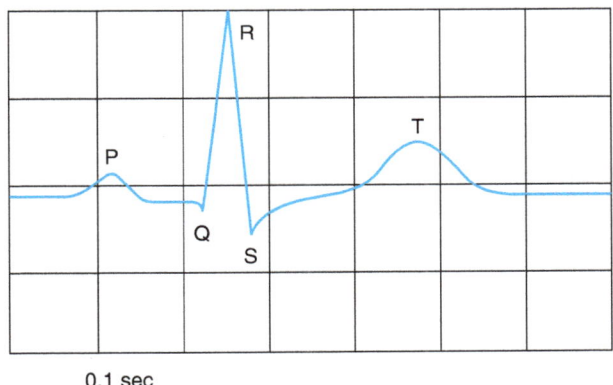

Figuur 6.4 De prikkels geven een elektrisch stroompje dat kan worden gemeten en op papier kan worden weergegeven: het elektrocardiogram (ecg)

zenuwbundel (bundel van His) naar de onderste punt van het hart (apex). Van onderen af aan worden de prikkels vervolgens verspreid over het myocard. Elke afzonderlijke spiervezel wordt zo voorzien van een prikkel. Het hart trekt zich samen (contraheert): eerst de atria en daarna de ventrikels. Hierdoor wordt eerst het bloed van de atria de ventrikels ingepompt en daarna vanuit de ventrikels in de grote vaten. Deze prikkel van de hartspier herhaalt zich bij een gezond mens zestig tot tachtig keer per minuut en wordt het hartritme genoemd. De prikkel is een elektrisch stroompje dat door middel van een ecg (elektrocardiogram) kan worden geregistreerd (fig. 6.4). De hartslag is te voelen bij alle arteriën die aan de oppervlakte liggen, zoals in de hals en bij de pols, slaap, lies en binnenzijde enkel.

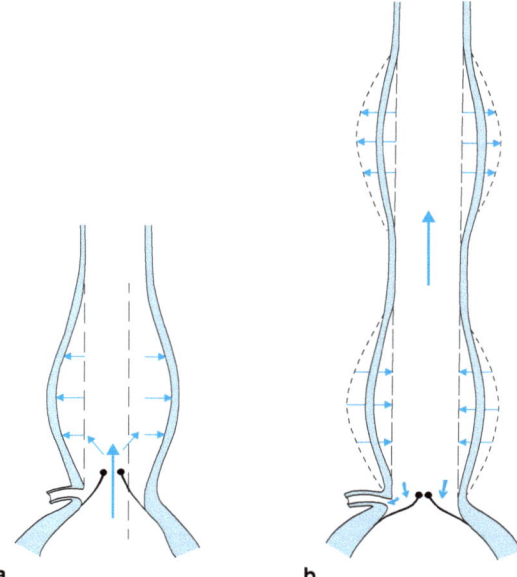

Figuur 6.5 De windketelfunctie van de aorta. (a) Het bloed wordt vanuit de linkerkamer in de aorta geperst; door haar elasticiteit zet de aorta uit. (b) Tijdens de diastole (ontspanning) van de linkerkamer sluit de aortaklep zich; de aorta stuwt het bloed voor het grootste deel verder, maar voor een klein deel terug in de richting van het hart en dan in de kransslagaderen

6.2.2 Bloedvaten

De bloedvaten worden ingedeeld in slagaderen (*arteriae*), aderen (*venae*) en haarvaten (*capillairen*).

Functies

Een arterie is een bloedvat dat het bloed van het hart afvoert. Dit bloed kan zuurstofrijk zijn (in de grote circulatie) of zuurstofarm (in de kleine circulatie).

De wand van de arterie is van binnen naar buiten opgebouwd uit een laagje endotheelcellen (binnenbekleding). Daaromheen bevindt zich een aantal lagen. Deze lagen zorgen ervoor dat:
- de wand elastisch is, zodat hij wat kan uitzetten. De drukverhoging die ontstaat bij elke golf bloed die het hart de arteriën in pompt, wordt door de elasticiteit van de arteriewanden gedeeltelijk opgevangen. De drukverschillen worden daardoor wat verminderd. Dit wordt de 'windketelfunctie' van de arteriën genoemd (fig. 6.5);
- het vat kan verwijden of vernauwen (glad spierweefsel). Verwijding vindt plaats bij een gewenste betere doorbloeding, zoals bij lichamelijke inspanning. Vernauwing treedt bijvoorbeeld op bij een dreigend warmteverlies, zoals bij kou.

Een vene vervoert het bloed vanuit het lichaam terug naar het hart. De venenwand is ook bekleed met endotheel. Hieromheen zit alleen bindweefsel. In de venen zitten kleppen die het terugstromen van het bloed voorkomen. Door de lage druk in de vene en

6.2 · Bouw en functies

Tabel 6.1 Verschillen tussen arteriën en venen

arteriën	venen
bloed stroomt van het hart af	bloed stroomt naar het hart toe
de arterie verwijdt iets bij elke hartslag (het kloppen van het hart)	een vene klopt niet
door de druk van de hartslag is de druk in de arterie hoog	de druk in de vene is laag
arteriën liggen nooit oppervlakkig	venen liggen vaak oppervlakkig
bij een verwonding spuit het bloed er synchroon met de hartslag uit	het bloed vloeit er bij een verwonding uit
bloed stroomt snel	bloed vloeit trager
dikke wand	dunne wand
geen kleppen	wel kleppen
grote bloedsomloop: zuurstofrijk bloed	grote bloedsomloop: zuurstofarm bloed
kleine bloedsomloop: zuurstofarm bloed	kleine bloedsomloop: zuurstofrijk bloed

door de zwaartekracht heeft het bloed immers de neiging naar beneden te zakken. Toch moet het bloed weer omhoog en terug naar het hart. Doordat de venen door spieren lopen en de spieren bij contractie de venen steeds leegduwen, wordt dit terugstromingsproces nog eens ondersteund. Dit noemen we de spierpomp.

De verschillen tussen arteriën en venen zijn schematisch weergegeven in tab. 6.1.

De wand van de capillairen bestaat uitsluitend uit endotheel. Capillairen zijn de kleinste bloedvaatjes. Een bloedcel kan er nog net doorheen. Capillairen zijn heel sterk vertakt. Door hun dunne wand kunnen allerlei stoffen vanuit het bloed naar het weefselvocht en vanaf daar naar de cellen en omgekeerd. Diffusie en osmose (zie ▶ H. 3) zijn de fysiologische processen die dit actieve proces ondersteunen.

In het algemeen bevat het veneuze bloed weinig voedingsstoffen. Uitzondering hierop is de poortader (*vena portae*), die van de darm naar de lever stroomt. Het bloed van deze vene bevat heel veel voedingsstoffen (koolhydraten, vetten en eiwitten) die uit het voedsel, via de darm, door de darmwand uiteindelijk in de vena portae belanden. De vena portae is een van de toevoerende vaten naar de lever. Doordat het bloed in de darmwand al zijn zuurstof verloren heeft, bevat deze aanvoerende vene dus veel brandstof en weinig zuurstof (fig. 6.1).

Een *collateraal vat* loopt parallel aan een bloedvat (soms een arterie, maar meestal een vene) en is als het ware slapend. Wordt de functie van het hoofdvat op een gegeven moment belemmerd, dan gaat een dergelijk vat open en neemt het de taak over van dit hoofdvat.

6.2.3 Slagaderstelsel

Het slagaderstelsel omvat alle bloedvaten die bloed vanaf het hart naar de weefsels vervoeren (fig. 6.6).

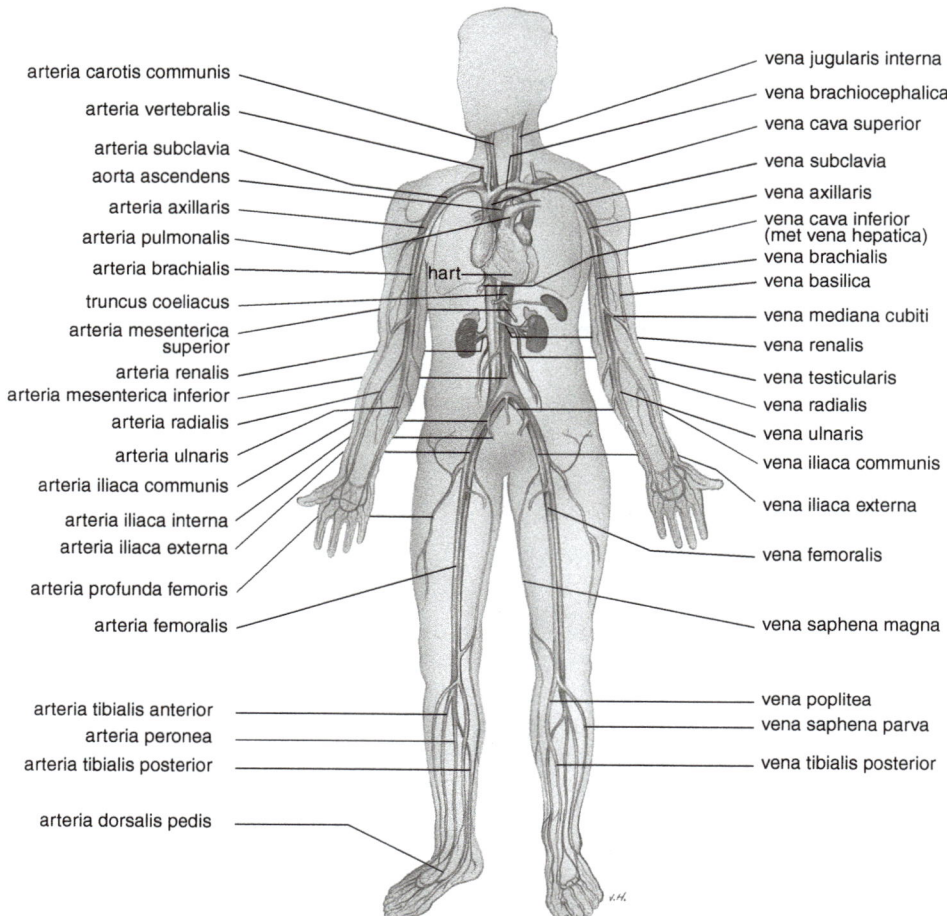

◘ **Figuur 6.6** De belangrijkste slagaderen en aderen van het bloedvatenstelsel

Grote bloedsomloop

De *aorta* (grote lichaamsslagader) ontspringt in de linkerkamer; via de aortaklep (*valva aortae*) komt het bloed in de aorta (◘ fig. 6.1). De aorta loopt eerst naar boven, maakt dan een bocht naar achteren (*arcus aortae*) en loopt vervolgens naar beneden, links van de wervelkolom, door het diafragma schuin in de buikholte. Het deel van de aorta dat door de buik loopt, heet *aorta abdominalis*.

In de *arcus aortae* splitst de *arteria subclavia* (ondersleutelbeenslagader) zich af. Deze slagader voorziet de armen en schouders van bloed. Ook de *arteria carotis communis* (halsslagader), waarvan links en rechts in de hals het kloppen te voelen is, ontstaat uit de *arcus aortae*. Wanneer de aorta in de buik is aangekomen, splitst een grote slagader zich af: de *truncus coeliacus* (ingewandsslagader). Verder splitsen zich af:
- de linker en rechter *arteria renalis* (nierslagader);
- de *arteria mesenterica superior* en *inferior*, die de darmen van bloed voorzien.

In het bekken aangekomen, splitst de aorta zich in een rechter en linker *arteria iliaca communis* (gemeenschappelijke bekkenslagader). De plaats waar de aorta zich splitst, heet *bifurcatio aortae*. In de lies geeft de *arteria iliaca* de *arteria femoralis* (dijbeenslagader) af om het bovenbeen van bloed te voorzien. Voorbij de knie gaat deze over in de *arteria tibialis* (scheenbeenslagader), die het onderbeen en de voet van bloed voorziet.

Kleine bloedsomloop

Bij de kleine bloedsomloop (kleine circulatie) ontspringt de *arteria pulmonalis* (longslagader) in het rechterventrikel. Ook hier zorgt een klep, de pulmonalisklep, ervoor dat het bloed na een contractie van het hart niet kan terugvloeien in het hart. De arteria pulmonalis splitst zich in twee arteriën, die respectievelijk naar de rechter- en linkerlong gaan. Daar vertakken ze zich in arteriën die de longkwabben verzorgen, twee in de linkerlong en drie in de rechterlong. Deze vaten vertakken zich steeds verder en lopen uiteindelijk uit in een capillairnet, waarin de opname van zuurstof en de afgifte van afvalstoffen en waterdamp plaatsvinden.

6.2.4 Aderstelsel

Het aderstelsel omvat alle bloedvaten die bloed vanaf de weefsels naar het hart vervoeren (fig. 6.6).

Zowel in de grote als in de kleine circulatie ontstaat na de voortdurende vertakkingen van de arteriën in capillairen een stelsel van steeds groter wordende, samenvloeiende, bloedafvoerende vaten: het veneuze stelsel. Via dit stelsel stroomt het bloed weer terug naar het hart. De namen van de venen komen in grote mate overeen met de namen van de bijbehorende arteriën. Zo heten de 4 grote bloedvaten, die bloed vanuit de longen naar het hart vervoeren, de venae pulmonales en het vat uit de nier de *vena renalis*. Alleen de veneuze tegenhanger van de aorta bestaat uit twee grote venen, die het veneuze bloed uit de bovenste respectievelijk onderste lichaamshelft naar het hart transporteren: de *vena cava superior* (bovenste holle ader) en *vena cava inferior* (onderste holle ader), die ten slotte in het rechteratrium uitlopen.

6.2.5 Pols en bloeddruk

Door de contractie van het hart, waardoor het bloed in de grote arteriën gestuwd wordt, ontstaat in deze vaten een drukgolf met een boven- en een onderdruk. Dit is de *bloeddruk*. De bloeddruk verplaatst zich voort door de vaten. Bij het polsgewricht is de samentrekking van het hart te voelen als een drukgolf in de arteria radialis: de pols. Als we de polsslag opnemen, letten we onder andere op de volgende punten:
- Is de polsslag regelmatig (*regulair*) of onregelmatig (*irregulair*)?
- Is de polsslag steeds even krachtig en gelijkmatig (*equaal*) of juist niet (*inequaal*)?
- Is de polsslag snel of traag? Gemeten wordt het aantal slagen per minuut.

Deze informatie zegt iets over de werking van het hart.

De bloeddruk zoals we die meten, geeft niet alleen informatie over het hart maar ook over de kwaliteit van de bloedvaten in het lichaam.

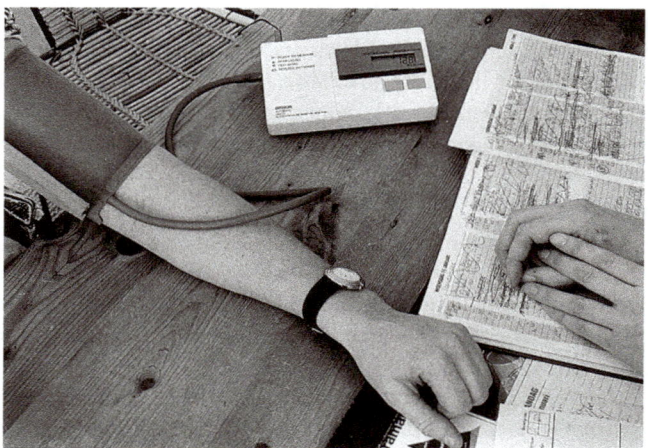

Figuur 6.7 De bloeddrukmeting

De bloeddruk (*tensie*) meet je met een digitale bloeddrukmeter of een bloeddrukmeter en een stethoscoop, die je op de binnenzijde van de elleboog plaatst. Je luistert daarmee naar het doorkomen van de hartslag (fig. 6.7). Je plaatst de manchet om de bovenarm, en pompt die vervolgens op. Wanneer de druk in de manchet hoger wordt dan de druk in de arteriën van de bovenarm, is door de stethoscoop niets meer te horen: de arterie wordt dichtgedrukt en er stroomt geen bloed meer door. Laat je nu de manchet langzaam leeglopen, dan wordt het kloppen van het hart weer hoorbaar. Je kunt het hart horen kloppen vanaf het moment dat de druk in de manchet lager is dan de druk waarmee het hart het bloed in de vaten stuwt. Het bloed gaat dan ook achter de manchet weer stromen. Dat geeft geluid, omdat de arterie nog wel vernauwd wordt. De druk die je op dit moment meet, is de bovendruk. Als je de manchet verder laat leeglopen, verdwijnt de vernauwing en stroomt het bloed weer gewoon. De vernauwing is helemaal weg als je geen harttonen meer hoort. De druk bij het verdwijnen van de harttonen is de onderdruk. Deze meetmethode is genoemd naar de Italiaanse arts Riva-Rocci. De op deze manier gemeten bloeddrukwaarden worden daarom voorafgegaan door de letters RR.

De *samentrekkingsfase* van het hart heet *systole*. De *systolische bloeddruk* is dus de arteriële bloeddruk tijdens de kamersystole. Bij de *ontspanning* van de hartspier (*diastole*) blijft een bloeddruk bestaan; we spreken dan van een *diastolische bloeddruk*. De gemeten bloeddruk is een momentopname en stijgt onder invloed van inspanning, stress enzovoort. De bloeddruk wordt gemeten en genoteerd in millimeters kwik (mmHg). In de oorspronkelijke meters zat namelijk een kolom kwik. Dit wordt genoteerd als bijv. RR 120/80. Een normale bloeddruk voor volwassenen is systolisch ≤ 140 mmHg en diastolisch ≤ 90 mmHg.

6.2.6 Lymfe en weefselvocht

Door de wand van een capillair kan water met daarin opgeloste stoffen gemakkelijk passeren door middel van osmose en diffusie (fig. 6.8). Door de hogere druk aan de arteriële zijde van het capillair passeert een aanzienlijke hoeveelheid vocht de wand. Dit

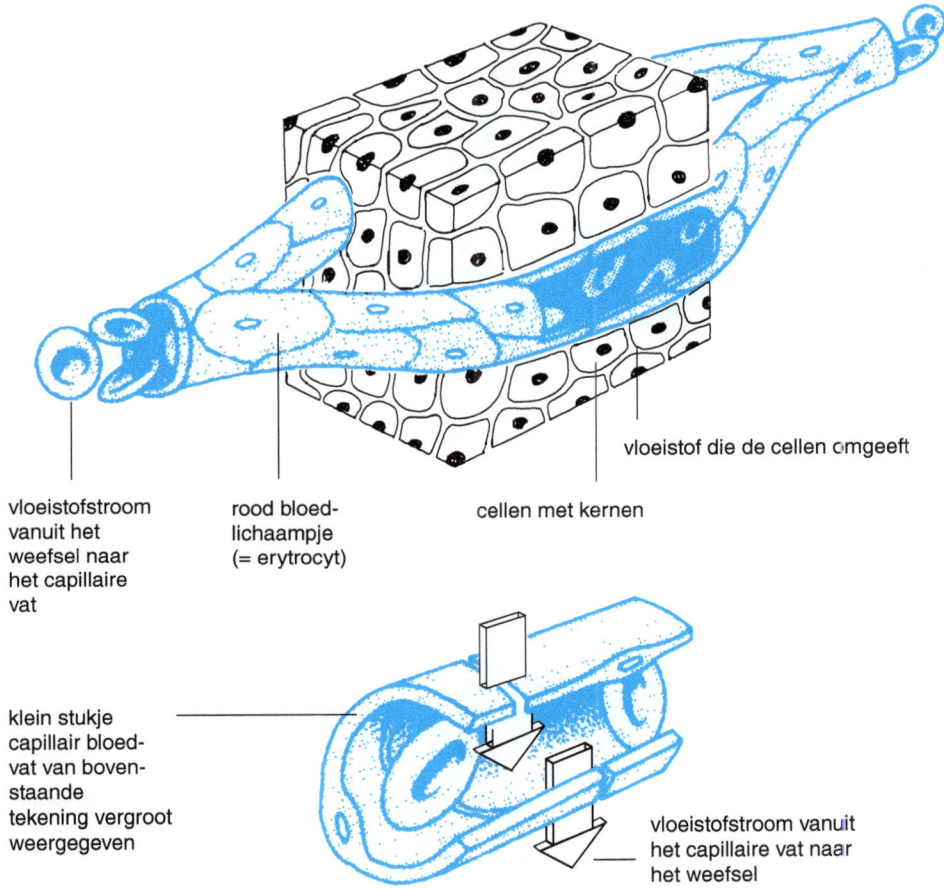

Figuur 6.8 Een haarvat in een weefsel

vocht komt dan in de ruimte tussen de cellen terecht (*extracellulaire ruimte*). Eiwitten passeren de capillairwanden niet of nauwelijks. Wanneer dit vocht buiten het capillair is aanbeland, vermengt het zich met het daarin al aanwezige weefselvocht.

Het ingedikte capillaire bloed stroomt verder en komt met een veel lagere bloeddruk in het veneuze deel van het capillair. Door deze lagere druk en de osmotische aantrekkingskracht op vocht die de eiwitten in het ingedikte bloed nu bezitten, stroomt er weefselvocht terug in het bloed. In dit vocht zijn afvalstoffen opgelost die afkomstig zijn uit de cellen (vooral verbrandingsresten).

Er blijft een bepaalde hoeveelheid vocht achter in de weefsels. Dit vocht (*lymfe*) gaat in een traag stromende beweging door een lymfevatenstelsel. Het mondt uiteindelijk uit in de ductus thoracicus (voor het grootste deel van het lichaam) en de ductus lymphaticus dexter (voor het overige deel). Deze buizen lopen uit in respectievelijk de linker en rechter vena subclavia (fig. 6.9). De verschillen tussen het lymfe- en het bloedvatenstelsel zijn weergegeven in tab. 6.2.

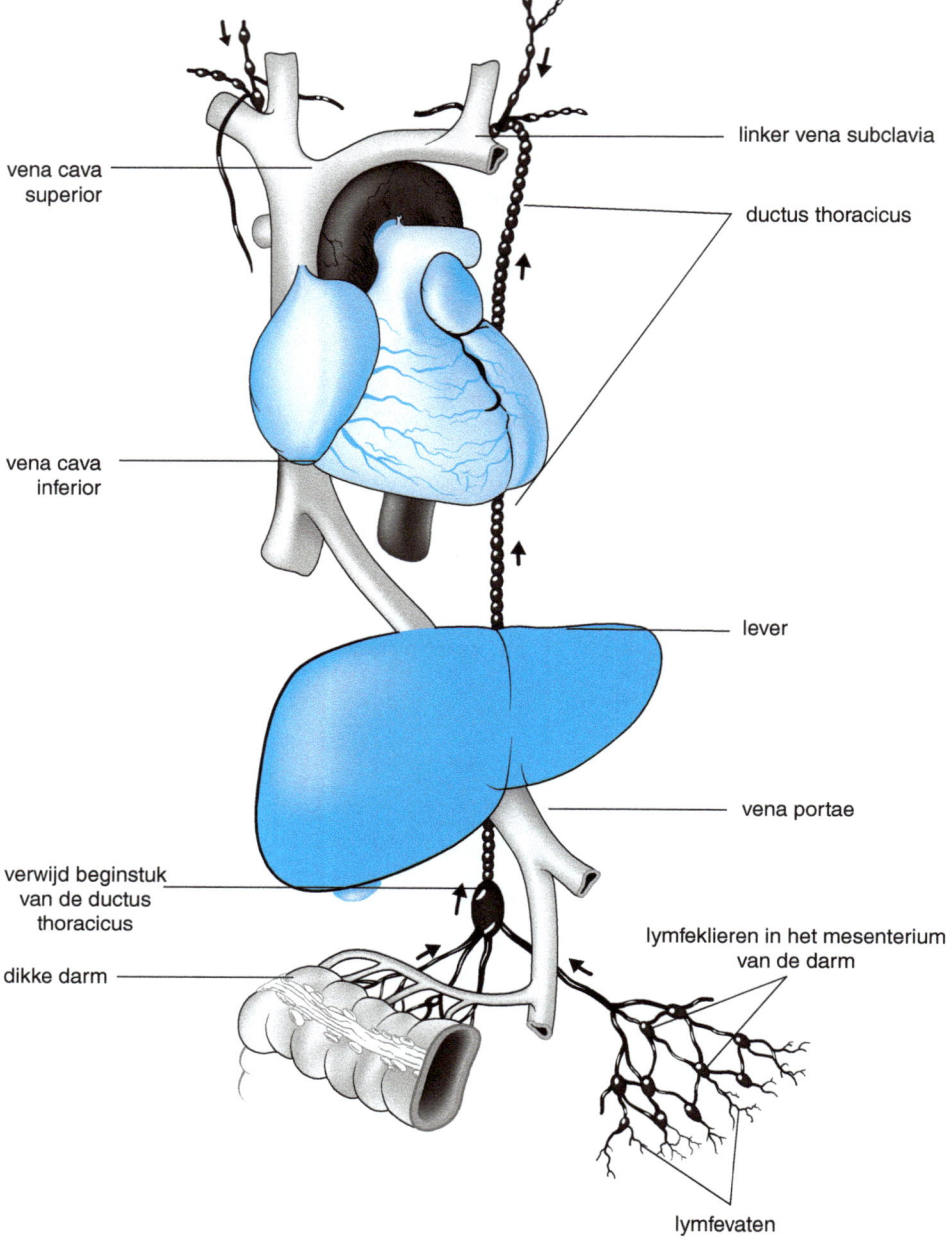

◘ **Figuur 6.9** De afvoer van lymfe uit de darm

bloedvatenstelsel	lymfevatenstelsel
bloed stroomt snel	lymfe stroomt langzaam
het heeft een eigen pompinrichting als voortbewegende kracht (het hart)	het heeft geen eigen pompinrichting als voortbewegende kracht
het is een gesloten kringloop	het heeft een begin- en eindpunt
het staat vocht af aan de weefsels	het brengt vocht terug van de weefsels in de bloedbaan

◘ **Tabel 6.2** Verschillen tussen het lymfe- en het bloedvatenstelsel

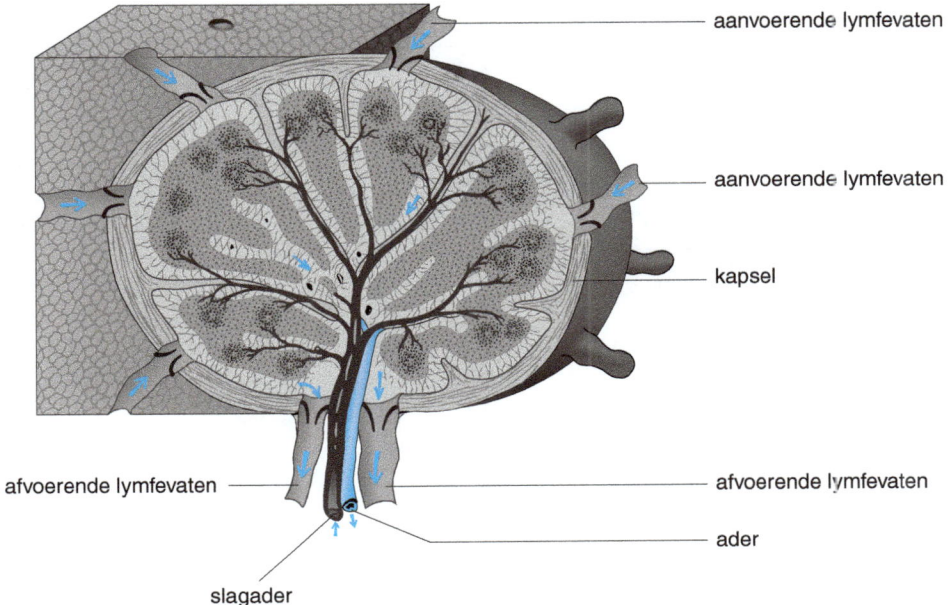

◘ **Figuur 6.10** Doorsnede van een lymfeklier

In het lymfevatenstelsel bevinden zich op een groot aantal plaatsen lymfeklieren (◘ fig. 6.10). De naam klieren is eigenlijk niet juist: het gaat hier om knooppunten van lymfebanen waar de vaten zich sterk vertakken om het lymfoïde weefsel heen. Door fagocytose vernietigt dit weefsel ongerechtigheden die in de lymfe zitten, zoals bacteriën. Ook vormen zich hier lymfocyten, die via de lymfebaan in het bloed terechtkomen.

6.2.7 Milt

Lymfoïd weefsel bevindt zich ook in de milt (*lien*), een sponzig, zacht, vuistgroot en bloedrijk orgaan (◘ fig. 6.11). De milt ligt linksboven in het abdomen tegen het diafragma aan.

De functies van de milt zijn:
- afbraak van beschadigde of verouderde erytrocyten;
- opslag van bloed;
- vorming van lymfocyten in het lymfoïde weefsel van de milt.

Zowel de lymfeklieren als de milt behoren tot het reticulo-endotheliaal systeem (RES). Dit systeem omvat organen waarin zich cellen bevinden binnen een *reticulum* (netstructuur). Deze cellen kunnen een lichaamsvreemde materie, zoals bacteriën, vernietigen (fagocytose) of er antistoffen tegen produceren. Het RES speelt dus een belangrijke rol bij de afweer. De moderne term voor RES is mononucleairefagocytensysteem.

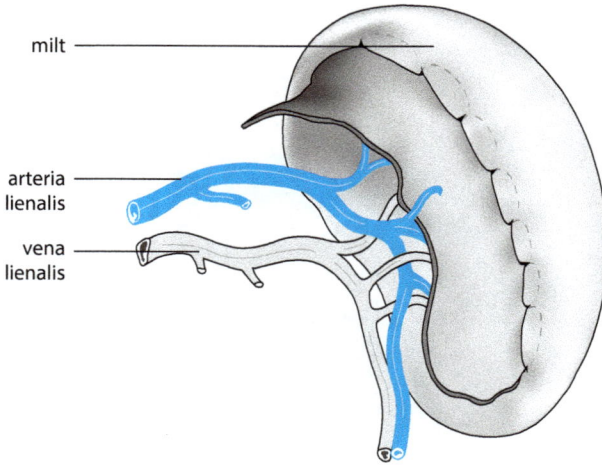

◘ **Figuur 6.11** De milt, buitenzijde

6.3 Woordenlijst

In ▶ H. 1 zijn algemene regels voor de uitspraak van Latijnse woorden gegeven. In deze woordenlijst vind je nog extra aanwijzingen voor een juiste uitspraak:
- Een onderstreping betekent dat de klemtoon op de onderstreepte klinker ligt, bijvoorbeeld: erytrocyt.
- Een 'woord' tussen rechte haken geeft (bij benadering) de letterlijke uitspraak van de medische term, bijvoorbeeld: [eerietroosiet].

abdomen	– buik
aorta	– grote lichaamsslagader [aa-ortaa]
aorta abdominalis	– grote buikslagader
arcus aortae	– boog van de aorta [arkus aa-ortee]
arteria	– slagader (meervoud: arteriae) [arteerie-ja]
arteria carotis communis	– gemeenschappelijke halsslagader [kaarootis kommuunis]
arteria coronaria	– kransslagader (meervoud: arteriae coronariae) [kooroonaarie-ja]
arteria femoralis	– dijbeenslagader
arteria hepatica	– leverslagader [heepaatiekaa]
arteria iliaca communis	– gemeenschappelijke bekkenslagader [ielie-jaakaa kommuunis]
arteria mesenterica	– darmslagader [meesènteeriekaa]
arteria pulmonalis	– longslagader
arteria radialis	– polsslagader [raadie-jaalis]
arteria renalis	– nierslagader
arteria subclavia	– ondersleutelbeenslagader [subklaavie-jaa]

6.3 · Woordenlijst

arteria tibialis	– scheenbeenslagader [tiebie-jaalis]
atrium	– boezem van het hart [aatrie-jum]
AV-knoop	– plaats in de hartspier, waar prikkels van uitgaan naar de spiervezels van de hartkamer
bifurcatio aortae	– splitsing van de aorta abdominalis in de linker en rechter arteria iliaca [biefurkaatsie-joo aa-ortee]
bloeddruk	– druk in de grote arteriën
bundel van His	– vezelbundel die de contractieprikkels vanuit de AV-knoop doorgeeft naar spiervezels van de hartkamers
capillair	– haarvat [kapillèr]
collateraal vat	– bloedvat dat parallel aan een hoofdbloedvat loopt [kollaateraal]
contractie	– samentrekking [kontraksie]
contraheren	– samentrekken [kontraaheeren]
cor	– hart [kor]
diastole	– ontspanningsfase van de hartspier
ecg	– elektrocardiogram (afbeelding van de activiteit van het hart); hartfilmpje
endocard	– binnenste bekledingslaag van het hart [èndookard]
endotheel	– binnenbekleding van bloedvaten [èndooteel]
epicard	– hartzakje, binnenste vlies [eepiekard]
equaal	– gelijkmatig [eekwaal]
fagocytose	– vernietiging van schadelijke elementen die het organisme zijn binnengedrongen, zoals bacteriën en virussen [faagoosietoose]
lien	– milt [lie-èn]
lymfe	– weefselvocht [limfe]
lymfeklieren	– plaatsen waar lymfebanen samenkomen
milieu intérieur	– samenstelling van weefselvloeistof die zo veel mogelijk constant moet worden gehouden om de cellen van het weefsel zo goed mogelijk te laten functioneren
myocard	– spierlaag van het hart [mie-jokard]
nervus vagus	– tiende hersenzenuw behorend tot het autonome zenuwstelsel; reguleert o.a. het hartritme
pericard	– hartzakje, buitenste vlies [peeriekard]
regulair	– regelmatig [reeguulèr]
septum cordis	– schot tussen het linker- en rechterdeel van het hart [sèptum kordis]
sinusknoop	– plaats in de hartboezemwand, waar prikkels worden verstuurd naar de AV-knoop
systole	– samentrekkingsfase van de hartspier [sistoole]
tensie	– bloeddruk
tractus circulatorius	– bloedsomloop [traktus sirkuulaatoorie-jus]

truncus coeliacus	– grote ingewandsslagader [trunkus seulie-jakus]
valva	– klep
valva mitralis	– klep tussen de linkerboezem en de linkerkamer
valva tricuspidalis	– klep tussen de rechterboezem en de rechterkamer [triekuspiedaalis]
vena of vene	– ader (meervoud: venae of venen)
vena cava inferior	– onderste holle ader [kaavaa]
vena cava superior	– bovenste holle ader [kaavaa]
vena portae	– poortader die bloed vervoert van (voornamelijk) de darm naar de lever [portee]
vena pulmonalis	– longader
vena renalis	– nierader
ventriculus	– hartkamer [vèntriekuulus]

Vragen en opdrachten

1. Beschrijf de functie van de bloedsomloop (*tractus circulatorius*).
2. Wat zijn de verschillen tussen de grote en kleine circulatie?
3. Uit welke lagen bestaat de wand van een hart?
4. Wat zou er gebeuren wanneer de valvae tussen het atrium en het ventrikel niet goed sluiten?
5. Leg uit hoe de systole en diastole in het hart tot stand komen.
6. Hoe zijn deze waarden meetbaar?
7. Wat versta je onder een ecg?
8. Geef aan wat er kan gebeuren bij een afsluiting of sterke vernauwing van een coronaire arterie.
9. Waardoor wordt het hartritme geregeld?
10. Wat zijn de verschillen tussen arteriën en venen?
11. Waarom zitten er kleppen in de venen in het been?
12. Hoe is de opname en afgifte van vocht en stoffen in de capillairen geregeld?
13. Wat is lymfe?
14. Noem enige organen die tot het RES behoren.
15. Wat gebeurt er in deze organen?

Bloed

7.1 Inleiding – 76

7.2 Samenstelling en functies – 76
7.2.1 Samenstelling bloed – 76
7.2.2 Functies bloed – 76
7.2.3 Bloedplasma – 78
7.2.4 Bloedcellen – 78

7.3 Bloedgroepen – 80
7.3.1 ABO-mechanisme – 80
7.3.2 Bloed geven en ontvangen – 80
7.3.3 Resusfactor – 81

7.4 Woordenlijst – 82

© Bohn Stafleu van Loghum is een imprint van Springer Media B.V., onderdeel van Springer Nature 2021
G. H. Mellema, *Medische terminologie anatomie en fysiologie*, Basiswerk AG,
https://doi.org/10.1007/978-90-368-2578-8_7

7.1 Inleiding

Bloed is de vloeistof die in het bloedvatensysteem door het lichaam circuleert. Bloed bestaat voor ongeveer 55 % uit een geelachtige vloeistof, het bloedplasma. Daarin zijn allerlei stoffen opgelost. De overige 45 % van het bloed bestaat uit bloedcellen. Beschreven worden de samenstelling en functies van het bloed, waarbij ook de afweer en stolling ter sprake komen. Tot slot wordt ingegaan op de bloedgroepen, met een beschrijving van het ABO-mechanisme en de resusfactor.

7.2 Samenstelling en functies

7.2.1 Samenstelling bloed

Bloed bestaat uit plasma en bloedcellen (fig. 7.1). Plasma bestaat uit:
- water;
- eiwitten;
- zouten;
- stoffen die door het bloed worden vervoerd.

Er zijn drie soorten bloedcellen:
- rode bloedcellen (*erytrocyten*);
- witte bloedcellen (*leukocyten*);
- bloedplaatjes (*trombocyten*).

7.2.2 Functies bloed

Het bloed heeft de volgende functies:
- transport;
- afweer;
- de temperatuur handhaven;
- het milieu intérieur in evenwicht houden.

Transport

Het bloed transporteert stoffen die voor het functioneren van ons lichaam heel belangrijk zijn. Deze stoffen zijn:
- brandstoffen voor de cel;
- zuurstof, noodzakelijk voor de verbranding;
- afvalstoffen die bij de verbranding vrijkomen;
- bouwstoffen.

Het bloed vervoert allerlei stoffen die noodzakelijk zijn voor de opbouw en instandhouding van het organisme. Die stoffen komen via het voedsel ons lichaam binnen, bijvoorbeeld eiwitten, vitaminen, mineralen en andere sporenelementen.

7.2 · Samenstelling en functies

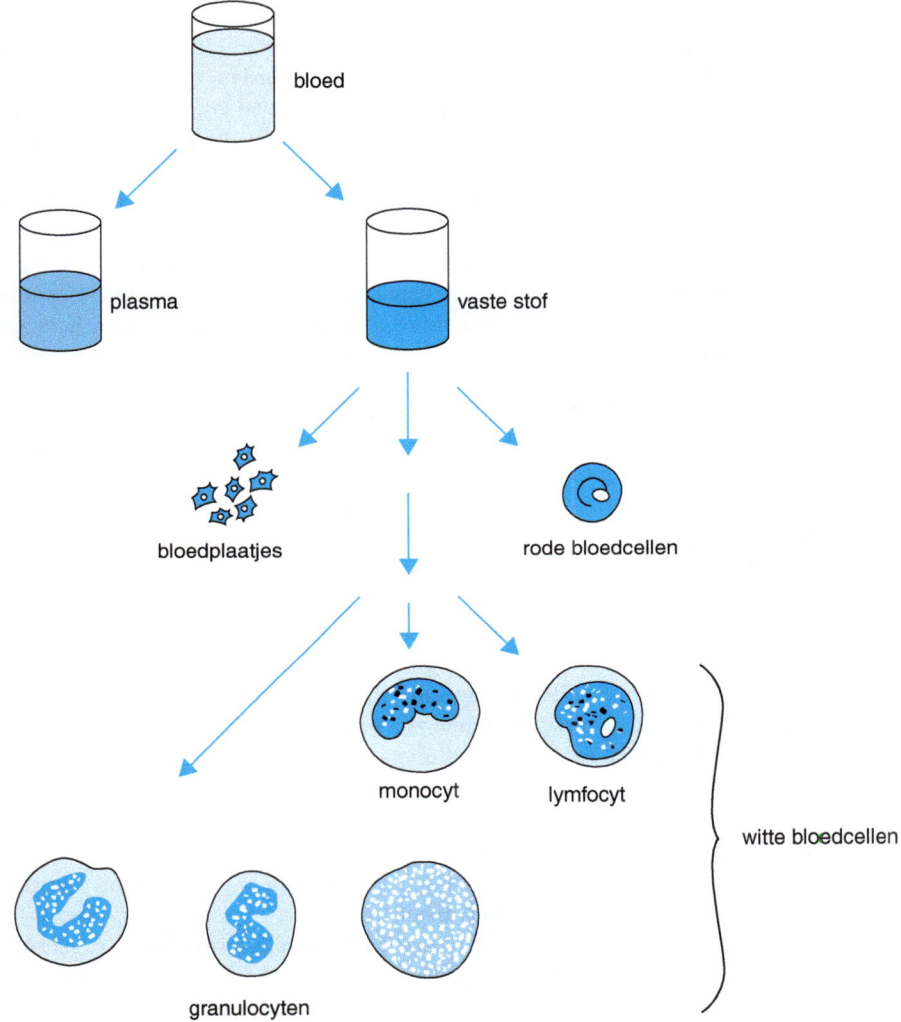

Figuur 7.1 Het bloed

Afweer

In het bloed zitten allerlei stoffen die voor de afweer belangrijk zijn, zoals lichaamseiwitten met een afweerfunctie (*immunoglobulinen*) en leukocyten. Deze beschermen het lichaam tegen binnengedrongen schadelijke stoffen, zoals bacteriën en virussen.

De temperatuur handhaven

Het stromende bloed houdt het lichaam op alle plaatsen op dezelfde temperatuur. Dat is van belang om het metabolisme van alle cellen goed te laten verlopen.

Het milieu intérieur in evenwicht houden

Tussen het bloed en het vocht in de weefsels bestaat een evenwicht in vochtstromen naar en vanuit de bloedbaan (capillairen). De vochtstromen worden veroorzaakt doordat eiwitten in verschillende concentraties zijn opgelost in het bloed en daarbuiten. De aantrekkingskracht op vocht van deze (eiwitgeconcentreerde) bloedvloeistof is de *colloïdosmotische druk*.

Door de uitwisseling tussen bloed en weefselvocht wordt de osmotische druk overal in het lichaam gehandhaafd. Deze osmotische druk wordt op peil gehouden door het bloedeiwit *albumine*. Aan het begin van het capillair (de arteriële zijde) zuigt de hoge concentratie lichaamseiwitten in de omgeving van het capillair vocht uit het bloed aan. Het bloed wordt meer geconcentreerd, omdat de grote moleculen, zoals bloedeiwitten, in het capillair achterblijven. Doordat dit proces van diffusie en osmose in het verloop van het capillair doorgaat, wordt de eiwitconcentratie in het verloop van dat capillair dus steeds hoger. De vochtstroom wordt uiteindelijk omgedraaid en er wordt vocht van buiten het capillair naar binnen gezogen. We bevinden ons dan in het veneuze gedeelte van het capillair (fig. 6.8).

7.2.3 Bloedplasma

De belangrijkste eiwitten in het bloedplasma zijn:
- *albuminen*; eiwitten die een belangrijke rol spelen bij het behoud van de colloïdosmotische druk in de bloedbaan en daarbuiten;
- *immunoglobulinen*; deze vervullen een specifieke afweerfunctie tegen binnengedrongen bacteriën. Vooral de gammaglobulinen zijn hier belangrijk. 'Specifiek' wil zeggen dat de eiwitten zich richten op één soort binnengedrongen bacterie;
- *fibrinogeen en protrombine*; hebben te maken met de stolling.

Bloedserum is de vloeistof die overblijft als de stollingseiwitten worden verwijderd door het bloedplasma te laten stollen en het stolsel af te centrifugeren. In het serum zijn allerlei stoffen opgelost, zoals brandstoffen en afvalstoffen.

Voor veel laboratoriumonderzoeken kan zowel plasma als serum worden gebruikt, maar serum heeft vaak de voorkeur boven plasma, omdat stoffen die bij de bloedstolling betrokken zijn en die nog wel in plasma zitten, soms de meting kunnen verstoren, waardoor de uitslagen minder betrouwbaar worden.

7.2.4 Bloedcellen

De vaste bestanddelen van het bloed zijn de bloedcellen. Deze zijn te verdelen in:
- rode bloedcellen (*erytrocyten*);
- witte bloedcellen (*leukocyten*);
- bloedplaatjes (*trombocyten*).

Rode bloedcellen

De rode bloedcellen (*erytrocyten*) worden gevormd in het rode beenmerg, zoals in het borstbeen (*sternum*). Een erytrocyt neemt zuurstof op uit de longen en geeft dat af elders in het lichaam. Zuurstof hecht zich aan een stof die zich in deze erytrocyt bevindt. Deze stof heet *hemoglobine* (afgekort: Hb) en geeft het bloed zijn rode kleur. Die stof is dus de drager van het zuurstofmolecuul. De zuurstof wordt door de erytrocyten via de bloedbaan naar de cellen gebracht, die voor hun metabolisme zuurstof nodig hebben. Daar wordt het zuurstofmolecuul losgelaten. Zuurstof gaat naar de cel, hemoglobine blijft in de erytrocyt en wordt weer vervoerd naar de longen, waar het proces van voren af aan begint.

Witte bloedcellen

De witte bloedcellen (*leukocyten*) zijn in drie groepen in te delen:
- granulocyten;
- lymfocyten;
- monocyten.

Deze namen zeggen iets over de cellen. Zo zitten in granulocyten korreltjes (*granulae*), worden lymfocyten deels gevormd in lymfeklieren en zijn monocyten eenkernig. De leukocyten worden gevormd in het beenmerg van de lange pijpbeenderen, zoals het dijbeen. De belangrijkste functie van leukocyten is binnengedrongen bacteriën en virussen onschadelijk maken. De leukocyten kunnen deze ziekteverwekkers uitschakelen door ze op te nemen en te verteren (*fagocytose*). Een ziekteverwekker die ons lichaam binnendringt, wordt herkend als lichaamsvreemd. Het lichaam onderneemt actie om het vreemde organisme uit te schakelen. We hebben daarvoor een aantal afweermechanismen ontwikkeld. Onze afweer bestaat uit:
- *leukocyten*, die in staat zijn een indringer (meestal een bacterie) te fagocyteren, dat wil zeggen 'op te eten': de bacterie wordt door de leukocyt opgespoord, omsloten, opgenomen en verteerd (◘ fig. 7.2);
- *gammaglobulinen*, waaraan specifieke antistoffen zijn gebonden. Die antistoffen worden gevormd als antwoord van het lichaam op een specifieke binnengedrongen stof (*antigeen*). Door binding van deze antistoffen wordt het antigeen geneutraliseerd.

Bij een verwonding vindt beschadiging van weefsel plaats. Zo wordt de huid nogal eens beschadigd. Wanneer deze bescherming wegvalt, kunnen bacteriën gemakkelijk binnendringen. Er worden dan (opnieuw of extra) gammaglobulinen gevormd tegen de binnengedrongen vreemde stoffen (antigenen), zoals door bacteriën afgescheiden gifstoffen. Deze neutraliseren op hun beurt de vreemde stof.

Bloedplaatjes

Bloedplaatjes (*trombocyten*) hebben – net als de erytrocyten – geen kern. Ook deze cellen ontstaan in het rode beenmerg. De afbraak ervan gebeurt in het reticulo-endotheliaal systeem (RES), vooral in de milt. Trombocyten hebben een belangrijke taak bij de bloedstolling.

Het stollingsmechanisme van bloed is een erg ingewikkeld systeem, waarin allerlei stoffen (onder andere vitamine K, fibrinogeen en andere stollingsfactoren) in het bloed, vooral uit het plasma, een rol spelen. Wanneer de wand van een bloedvat beschadigd raakt, wordt het stollingsmechanisme in werking gezet en treedt er stolling op. Zolang bloedvaten intact zijn, treedt er geen stolling op.

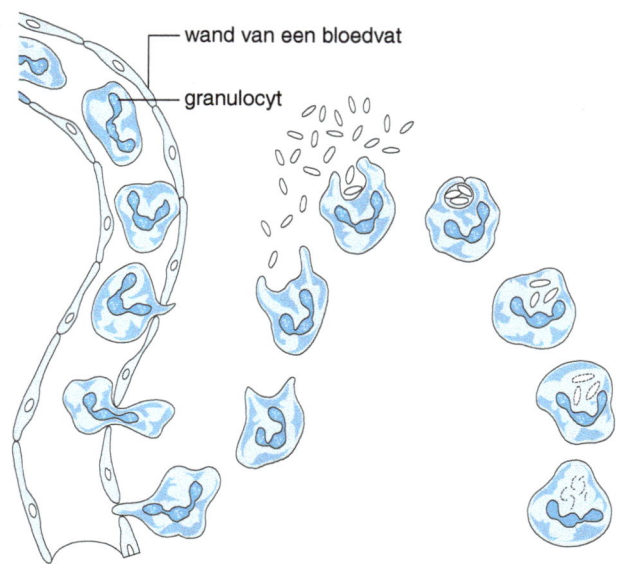

◘ **Figuur 7.2** Granulocyten die uit het bloedvat treden en door het maken van schijnvoetjes bacteriën fagocyteren

7.3 Bloedgroepen

7.3.1 ABO-mechanisme

Het menselijk bloed heeft enkele factoren die bij de één wel en bij de ander niet voorkomen. Vroeger werden bloedtransfusies rechtstreeks van de donor aan de ontvanger gegeven, zonder het bloed eerst te testen. Het kwam voor dat de ontvanger van dat bloed overleed door een plotselinge samenklontering en afbraak van bloedcellen in de bloedvaten (*agglutinatie*). De oorzaak hiervan bleef onbekend, totdat de Oostenrijkse onderzoeker Karl Landsteiner ontdekte dat sommige eiwitstoffen (antigenen) bij de ene mens wel en bij de andere niet voorkomen. Wanneer iemand zonder deze eiwitstoffen bloed ontvangt van iemand die ze wel in zijn bloed heeft, reageert het lichaam door een antistof te vormen die de binnengedrongen stof uitschakelt. Deze eiwitstoffen zitten vast aan de erytrocyten en bepalen welke bloedgroep een mens heeft. Landsteiner noemde de eiwitstoffen bloedfactoren A en B. Iemand die beide heeft, heeft bloedgroep AB; iemand die geen van beide heeft, heeft bloedgroep O of nul.

7.3.2 Bloed geven en ontvangen

De factor die in het bloed zit, A of B, is het *antigeen*. De antistof die wordt gevormd als afweer tegen het in het lichaam binnengekomen antigeen, noemen we het *antilichaam*. De bloedgever heet de *donor*. Iemand met bijvoorbeeld bloedgroep A kan bloed ontvangen van iemand met dezelfde bloedgroep. In dat geval zal er geen agglutinatie optreden. Ontvangt deze persoon bloedgroep B, dan treedt er wel agglutinatie op. Iemand met

7.3 · Bloedgroepen

Tabel 7.1 Bloedgroepen

bloedgroep donor	ontvanger			
	A	B	AB	O
A	–	+	–	+
B	+	–	–	+
AB	+	+	–	+
O	–	–	–	–
+ agglutinatie, – geen agglutinatie				

bloedgroep AB bezit beide antigenen, waardoor donorbloed nooit herkend zal worden als vreemd bloed; het lichaam kent immers zowel de A- als de B-antigenen en er treedt geen agglutinatie op.

In een schema (tab. 7.1) ziet het voorafgaande er als volgt uit.

Omdat het lichaam de antistofvorming niet direct 'geleerd' heeft, zullen de problemen zich pas voordoen bij een herhaalde bloedtransfusie met 'verkeerd' bloed. Op grond van het schema lijkt het of een donor met bloedgroep O aan iedereen bloed kan geven. Dit klopt niet helemaal, omdat een juiste "match" niet alleen afhankelijk is van de antigenen A en B maar ook van de resusfactoren (zie ▶ par. 7.3.3). Bovendien kunnen in bloed met bloedgroep O antistoffen tegen bloedgroep A of B voorkomen. Iets dergelijks geldt ook voor het ontvangen van bloed door iemand met bloedgroep AB.

Om agglutinatie te voorkomen wordt standaard – voordat iemand bloed krijgt – een beetje van zijn bloed gemengd met het bloed dat hij krijgt toegediend. Dit is de zogenoemde kruisproef.

7.3.3 Resusfactor

Een andere belangrijke bloedgroepfactor (antigeen) is de resusfactor. Veruit het grootste deel van de bevolking heeft deze factor in het bloed; deze mensen zijn resuspositief (Rh+). Wie deze factor niet bezit, is resusnegatief (Rh–). Wanneer het bloed van een resuspositieve donor wordt toegediend aan een resusnegatieve ontvanger, zal het lichaam van de ontvanger antistof vormen tegen deze factor.

Bij een eerste transfusie heeft dit nog niet veel gevolgen, omdat het lichaam de vorming van antilichamen moet 'leren': het moet de antistoffen nog aanmaken. Maar bij een volgende bloeddonatie van resuspositief bloed zal het lichaam heftig reageren door extra gammaglobulinen aan te maken tegen de resusfactor die op de erytrocyten zit. Dit leidt tot een sterke bloedafbraak.

Deze reactie vindt ook plaats bij een minitransfusie van bloed van een resuspositieve baby naar een resusnegatieve moeder. Op het moment dat het bloed van het kind in contact komt met dat van de moeder, ontstaan er in het lichaam van de moeder antistoffen tegen de resusfactor: het kent de resusfactor immers niet en gaat antistoffen aanmaken. Die blijven in het bloed van de moeder circuleren. Bij een volgende zwangerschap kunnen de door de moeder gevormde antistoffen door de moederkoek (*placenta*) in het bloed van het kind terechtkomen. Als het weer om een resuspositief kind gaat, kunnen de antistoffen van de moeder het bloed van het kind gaan afbreken. Dit is een ernstig ziektebeeld: *resusantagonisme*.

7.4 Woordenlijst

In ▶ H. 1 zijn algemene regels voor de uitspraak van Latijnse woorden gegeven. In deze woordenlijst vind je nog extra aanwijzingen voor een juiste uitspraak:
- Een onderstreping betekent dat de klemtoon op de onderstreepte klinker ligt, bijvoorbeeld: erytrocyt.
- Een 'woord' tussen rechte haken geeft (bij benadering) de letterlijke uitspraak van de medische term, bijvoorbeeld: [eerietroosiet].

agglutinatie	– samenklontering
albumine	– bloedplasma-eiwit
antigeen	– elke stof die het lichaam aanzet tot de productie van antistoffen
antilichaam	– antistof
colloïd-osmotische druk	– osmotische druk die uitgeoefend wordt door de bloedplasma-eiwitten, vanwege hun vochtaanzuigende werking [koloo-ied-osmootiese]
donor	– gever van bloed, orgaan of weefsel
erytrocyt	– rode bloedcel [eerietroosiet]
fagocyteren	– 'opeten' door lichaamscel van schadelijke stof [faagoosieteeren]
granulocyt	– witte bloedcel met korrels in het cytoplasma [graanuuloosiet]
hemoglobine	– bloedkleurstof die zuurstof kan binden
immunoglobuline	– eiwit met een afweerfunctie
leukocyt	– witte bloedlcel [luikosiet] of [leukosiet]
lymfocyt	– in lymfeklieren gevormde bloedcel [limfosiet]
placenta	– moederkoek [plaasèntaa]
plasma	– bloedvloeistof zonder bloedcellen
resusantagonisme	– ziektebeeld dat ontstaat als antistoffen van de resusnegatieve moeder in het bloed van het resuspositieve kind komen waardoor ernstige bloedafbraak bij het kind ontstaat
resusfactor	– factor in bloed die bij iemand die deze factor niet bezit antistof kan opwekken
serum	– vloeistof die overblijft als het bloedplasma is gestold en het stolsel wordt afgecentrifugeerd
sternum	– borstbeen
trombocyt	– bloedplaatje [tromboosiet]

7.4 · Woordenlijst

- **Vragen en opdrachten**
  1. Waaruit bestaat bloed?
  2. Geef een verdeling van de bloedcellen.
  3. Waar worden bloedcellen gevormd en waar afgebroken?
  4. Wat is de taak van de verschillende soorten bloedcellen?
  5. Welke stoffen worden door bloed vervoerd?
  6. Wat is fagocytose?
  7. Wat is immuniteit?
  8. Welke soorten immuniteit ken je?
  9. Waardoor wordt immuniteit veroorzaakt?
  10. Hoe komen deze kenmerken tot stand?
  11. Wat is een antigeen?
  12. Wat is een antilichaam?
  13. Hoe ziet de indeling van bloedgroepen eruit?
  14. Waarom mag iemand niet zomaar bloed van een donor met een andere bloedgroep ontvangen?
  15. Wat versta je onder resusantagonisme?

Urinewegen

8.1 Inleiding – 86

8.2 Bouw – 86
8.2.1 Nieren – 87
8.2.2 Urineleiders en blaas – 89
8.2.3 Urine – 89

8.3 Woordenlijst – 90

© Bohn Stafleu van Loghum is een imprint van Springer Media B.V., onderdeel van Springer Nature 2021
G. H. Mellema, *Medische terminologie anatomie en fysiologie*, Basiswerk AG,
https://doi.org/10.1007/978-90-368-2578-8_8

8.1 Inleiding

Het urinestelsel wordt gevormd door de nieren en urinewegen. Het zorgt voor de uitscheiding van overtollige, onbruikbare en schadelijke stoffen uit het lichaam. Het uitscheidingsproduct, de urine, bevat naast water een groot aantal daarin opgeloste stoffen.

8.2 Bouw

De nieren (*renes*) zijn boonvormige organen die links en rechts van de wervelkolom liggen, achter het buikvlies (*peritoneum*), dus retroperitoneaal, ter hoogte van de onderste ribben (◘ fig. 8.1). Behalve door de ribben worden de nieren beschermd door een vetkapsel dat om beide nieren ligt. Deze vetkapsels worden weer verstevigd door een ophangband die ervoor zorgt dat de nier niet kan verzakken.

De door de nieren gevormde urine wordt via het nierbekken (*pyelum*) naar de urineleiders (*ureters*) vervoerd. Door deze ureters stroomt de urine naar de blaas. Dit is een opslagplaats voor urine. Wanneer een bepaalde vullingsgraad is bereikt, ontstaat er via het autonome zenuwstelsel een prikkel tot urinelozing (*mictie*). Deze prikkel vertaalt zich in de hersenen tot een gevoel van aandrang. Daarmee wordt het willekeurige zenuwstelsel ingeschakeld en wordt als het ware om toestemming gevraagd te mogen plassen. Is dat het geval, dan opent de blaas zich en loopt de urine af via de urinebuis (*urethra*), die aan de onderkant van de blaas ontspringt, naar de buitenwereld. Bij baby's en jonge kinderen is de bewustwording en de controle over de mictie nog niet volledig. Daarom plassen zij op basis van de mictieprikkel, dus als de blaas vol is.

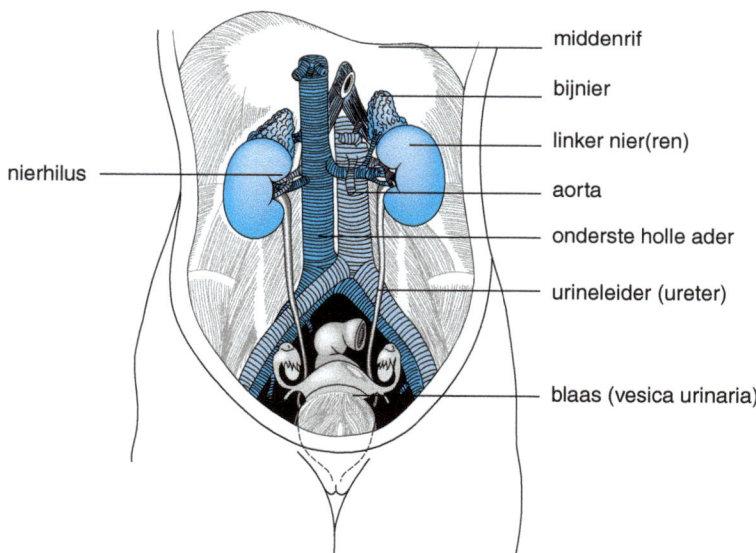

◘ **Figuur 8.1** Ligging van de nieren en urinewegen

8.2 · Bouw

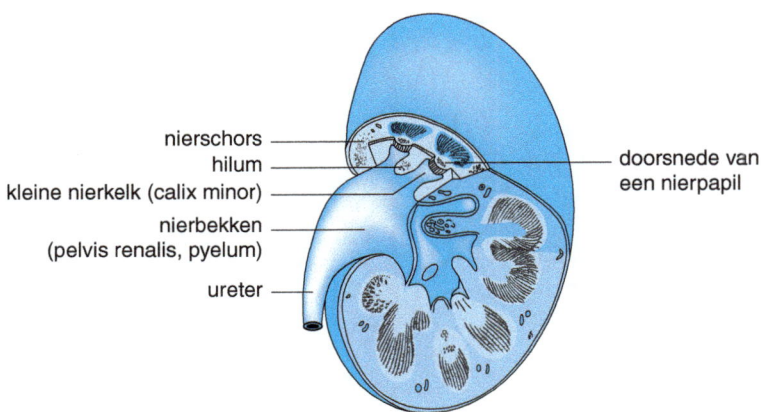

◘ **Figuur 8.2** De nier

8.2.1 Nieren

Bij een doorsnede van de nier worden drie structuren zichtbaar, namelijk (◘ fig. 8.2):
- de nierschors (*cortex renalis*);
- het niermerg (*medulla renalis*);
- het nierbekken (*pyelum*).

Nierschors

De cortex van de nier is de zone waarin zich de *nefronen* bevinden. Deze nefronen zijn afzonderlijke eenheden waarin de urine gevormd wordt. In elke nier bevinden zich ongeveer een miljoen nefronen.

Nefron

Een nefron is de functionele eenheid die in staat is urine te produceren. De werking van deze eenheid en haar onderdelen is als volgt (◘ fig. 8.3): een dun eindtakje van de nierarterie (*arteria renalis*) bereikt het nefron en splitst zich op in een capillairnet (*glomerulus*) dat omgeven wordt door het *kapsel van Bowman*. Dit kapsel stulpt zich om de capillairen en vangt de door de glomerulus afgescheiden voorurine op. De voorurine is een geweldige hoeveelheid vocht (ongeveer 170 liter per dag) met allerlei bestanddelen die door dit capillairnet worden uitgescheiden. Deze voorurine wordt via het kapsel van Bowman opgevangen in het afvoerende nierkanaaltje, de *tubulus contortus*. Ten slotte mondt deze tubulus uit in een urineverzamelbuis.

Het bloed uit het capillairnet dat de glomerulus gevormd heeft, is enigszins ingedikt. Het stroomt uit de glomerulus naar een volgend capillair systeem, dat om de tubulus contortus ligt. Door dit capillair systeem wordt via de uitscheiding van stoffen (*excretie*), heropname van andere stoffen (*terugresorptie*) en vocht uit de tubulus contortus, de urine gevormd die door het lichaam wordt uitgescheiden (ongeveer 1,5 liter per dag).

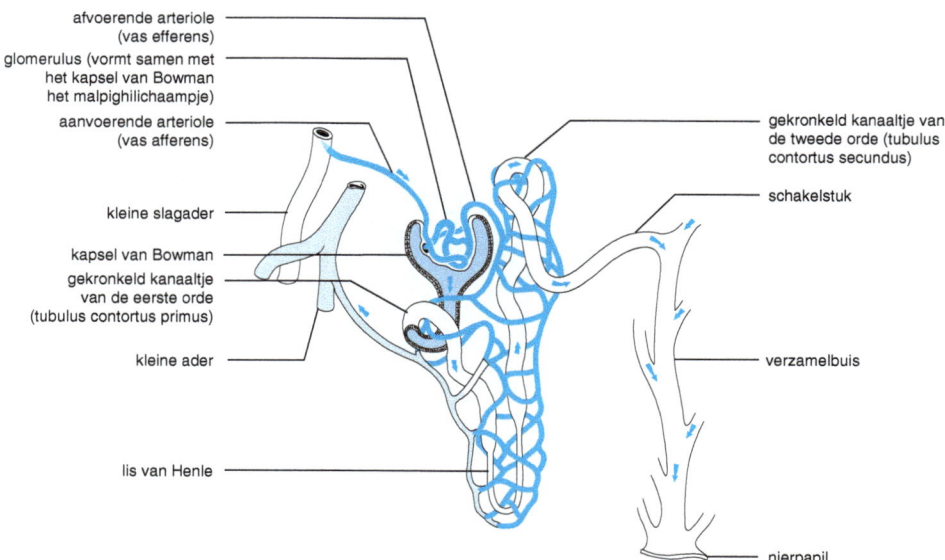

Figuur 8.3 Het nefron

Er zijn dus drie processen die ervoor zorgen dat in de nieren de uiteindelijke urine gevormd wordt:
- filtratie;
- terugresorptie;
- excretie.

Filtratie

Door filtratie wordt heel veel water met daarin opgeloste stoffen uitgescheiden. Bloedcellen en niet-opgeloste stoffen gaan niet door dit 'filter' heen. Deze voorurine is ongeveer gelijk van samenstelling aan bloedplasma, maar dan zonder het bloedeiwit, want dat blijft in het capillairvat.

De filtratie komt tot stand door de bloeddruk, die het filtraat in het kapsel van Bowman perst. Doordat er steeds meer vocht uittreedt, wordt de concentratie van bijvoorbeeld de bloedcellen en de bloedeiwitten die achterblijven steeds hoger. De osmotische aanzuigingskracht die daarmee gepaard gaat, de colloïd-osmotische druk, neemt toe en zal het effect van de bloeddruk wel wat verminderen in de loop van de glomerulus. De uiteindelijke druk waarmee het bloed gefiltreerd wordt, de filtratiedruk, blijkt ruim voldoende om per dag ongeveer 170 liter voorurine te produceren.

Terugresorptie

In de tubulus contortus en de lis van Henle wordt het overgrote deel van de gefiltreerde urine teruggebracht in het bloedvatensysteem, evenals een aantal zouten en gefiltreerde glucose.

Excretie

De tubulus contortus scheidt in de urine afvalstoffen uit die vrijkomen bij de stofwisseling en stoffen die lichaamsvreemd zijn.

De filtratie via het kapsel van Bowman past geen selectie toe op de uitgescheiden stof. De terugresorptie en excretie zijn wel selectieve processen. Dit is een actief proces van de cellen in het nefron. Op deze manier wordt de water- en mineraalhuishouding geregeld, evenals de zuurgraad (*pH*) van het bloed.

De uitscheiding van urine wordt beïnvloed door de bloeddruk, de colloïd-osmotische druk, maar ook door drie hormonen:
- het *antidiuretisch hormoon (ADH)*, dat wordt gevormd in de hypofyse en regelt hoeveel vocht wordt afgescheiden;
- *aldosteron*; een bijnierschorshormoon dat tijdens de vorming van de urine zorgt voor de uitwisseling van natrium (Na+) tegen kalium (K+) en dat helpt de bloeddruk te regelen;
- *renine*; een in de nier zelf gevormd hormoon dat de bloeddruk beïnvloedt en daarmee de filtratiedruk.

Niermerg en nierbekken

De tubulus contortus mondt uit in een verzamelbuisje dat zich in de medulla bevindt. Al deze verzamelbuisjes monden ten slotte uit in het nierbekken, het *pyelum*. Vanuit het pyelum stroomt de urine in de *ureter*. Dit is de verbinding tussen de nier en de blaas. De ureter ligt, evenals de nier, achter het peritoneum, dus retroperitoneaal.

8.2.2 Urineleiders en blaas

De ureter mondt uit aan de achter-onderzijde van de blaas. Omdat hij schuin door de blaaswand loopt, wordt de ureter bij vulling van de blaas dichtgedrukt, zodat de urine niet kan terugstromen.

De blaas is van binnen bekleed met slijmvlies, met daaromheen een wand van glad spierweefsel. Wanneer de blaas gevuld raakt, wordt het zenuwstelsel door een prikkel geactiveerd; men wordt zich ervan bewust dat de blaas gevuld is.

Aan de onderzijde van de blaas ontspringt de *urethra*. Het lozen van urine via de urethra wordt door twee sluitspieren bewaakt. De ene sluitspier is willekeurig, de ander onwillekeurig. Het legen van de blaas (*mictie*) ontstaat door de willekeurige sluitspier te ontspannen.

8.2.3 Urine

De urine die door het nefron wordt gevormd en uitgescheiden, bestaat uit *water* waarin een aantal stoffen is opgelost, zoals:
- afbraakproducten:
    - creatinine, dat uit de spieren afkomstig is;
    - ureum, een afbraakproduct van eiwitten;

- andere stoffen, zoals:
  - zouten, keukenzout;
  - vitaminen (na inname van een grote hoeveelheid vitamine C);
  - hormonen;
  - kleurstoffen (bilirubine).

8.3 Woordenlijst

In ▶ H. 1 zijn algemene regels voor de uitspraak van Latijnse woorden gegeven. In deze woordenlijst vind je nog extra aanwijzingen voor een juiste uitspraak:
- Een onderstreping betekent dat de klemtoon op de onderstreepte klinker ligt, bijvoorbeeld: erytroc*y*t.
- Een 'woord' tussen rechte haken geeft (bij benadering) de letterlijke uitspraak van de medische term, bijvoorbeeld: [eerietroosiet].

aldosteron	– hormoon, in de bijnierschors gevormd, dat de concentratie van natrium en kalium in het bloed regelt
antidiuretisch hormoon (ADH)	– hypofysehormoon dat de vochtuitscheiding door de nier kan remmen [antiedie-juureeties]
arteria renalis	– nierarterie [arteerie-jaa reenaalis]
cortex renalis	– nierschors [korteks reenaalis]
excretie	– uitscheiding [èkskreetsie]
filtratie	– passief doorlaten van stoffen door een filter
glomerulus	– capillairnet dat bloed filtert in het kapsel van Bowman
kapsel van Bowman	– omstulpt begin van een nierkanaaltje
mictie	– urinelozing [miksie]
medulla renalis	– niermerg
nefron	– urineproducerende eenheid in de nier
peritoneum	– buikvlies [peerietoonee-jum]
pH	– zuurgraad
pyelum	– nierbekken [pie-jelum]
ren (renes)	– nier (nieren)
renine	– in de nier geproduceerd hormoon dat mede de bloeddruk beïnvloedt
terugresorptie	– het teruggeven van stoffen en water door de actieve werking van cellen
tubulus contortus	– afvoerend nierkanaaltje [tuubuulus kontortus]
ureter	– urineleider van de nier naar de blaas
urethra	– urinebuis tussen de blaas en de buitenwereld [uureetraa]

8.3 · Woordenlijst

- **Vragen en opdrachten**
1. Hoe heten de toevoerende en afvoerende bloedvaten van de nier?
2. Wat is een nefron?
3. Wat gebeurt er in de verschillende delen van het nefron?
4. Onder invloed van welke hormonen staat de productie van urine?
5. Waaruit bestaat de urine normaal gesproken?
6. Welke factoren bepalen de hoeveelheid en concentratie van urine?
7. Hoe heten de afvoerwegen voor urine vanaf de nier?
8. Hoe werkt de blaas wat de urineafvoer betreft?

Huid

9.1	Inleiding	– 94
9.2	Functies	– 94
9.3	Bouw – 94	
9.3.1	Opperhuid	– 95
9.3.2	Lederhuid	– 96
9.4	Woordenlijst	– 98

© Bohn Stafleu van Loghum is een imprint van Springer Media B.V., onderdeel van Springer Nature 2021
G. H. Mellema, *Medische terminologie anatomie en fysiologie*, Basiswerk AG,
https://doi.org/10.1007/978-90-368-2578-8_9

9.1 Inleiding

De huid is het grootste orgaan en het deel van ons lichaam dat het meest aan de buitenwereld is blootgesteld. Voor veel mensen geldt de huid als een belangrijke parameter voor gezondheid, schoonheid en soms welvaart.

9.2 Functies

De huid kent verschillende functies:
1. De huid bedekt het lichaam en beschermt het op deze wijze tegen:
    - uitdroging;
    - schadelijke stoffen;
    - geweld;
    - bacteriën;
    - straling.
2. De huid zorgt ervoor dat onze *lichaamstemperatuur constant* blijft:
    - door het regelen van de doorbloeding:
        – bij kou: weinig huidvaten open → bleke huid;
        – bij warmte: veel huidvaten open → rode huid.
    - door de werking van de zweetklieren;
    - door isolatie van ons lichaam door luchtlaagjes tussen haren en door vet in het onderhuidse bindweefsel.
3. De huid bevat allerlei *gevoelszintuigen* die dienen als:
    - tastzintuig;
    - pijnzintuig;
    - warmte- en koudezintuigen.
4. De huid *produceert vitamine D* onder invloed van ultraviolette straling.
5. De subcutis bevat *vet*. Dit kan dienen als:
    - reservevoedsel;
    - isolatielaag.

9.3 Bouw

De huid (*cutis*) bestaat uit (◘ fig. 9.1):
- de opperhuid (*epidermis*), bestaat uit verhoornd plaveiselcelepitheel.
- de lederhuid (*dermis*), hier liggen de bloedvaatjes, de lymfevaten, de zenuwen en de zenuwuiteinden die dienen als zintuigen voor tast, pijn, warmte en kou. De dermis voorziet de epidermis van de nodige zuurstof en voedingsstoffen.

Onder de huid ligt het onderhuids weefsel, de *subcutis*. Hierin bevindt zich voornamelijk vetweefsel, afgescheiden door bindweefselschotten. Het vet bepaalt voor een groot deel de contouren van het lichaam. Ook liggen er in de subcutis bloedvaten en zenuwen. Injecties kunnen subcutaan (afgekort: sc) gegeven worden

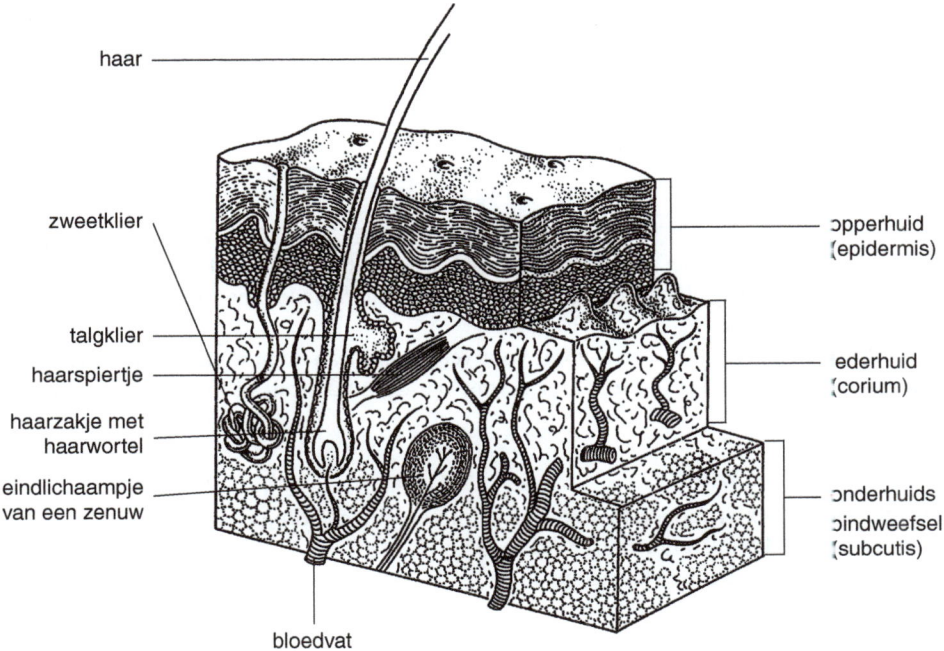

◘ **Figuur 9.1** Schematische doorsnede van de huid

9.3.1 Opperhuid

De opperhuid (*epidermis*) bestaat uit plaveiselcelepitheel. Dit epitheel wordt gevormd in de onderste van de drie lagen waarin we de epidermis kunnen onderscheiden. In de onderste laag bevinden zich de delende epitheelcellen; dit is de moederlaag (*matrix*). De hier gevormde epitheelcellen worden als het ware naar boven gedrukt en vormen dan de tweede laag. De cellen gaan zich verhoornen, worden platter en harder en de kern verdwijnt. Ten slotte resteren dode cellen. Deze liggen in de bovenste laag van de epidermis, de verhoornde huid. De verdikkingen hiervan, bijvoorbeeld op de voetzolen, kennen we als eelt. De afstoting van cellen door het lichaam is een continu proces.

De dikte van de epidermis verschilt van plaats tot plaats. Zo zorgen klieren en haarfollikels voor sterke verdiepingen van de huid. Vanuit de lederhuid (*dermis*) komen de bloedvaatjes naar boven.

Kleur

De huid ontleent zijn kleur aan:
- het aantal pigmentkorrels in de huid: *pigment* kan de huid een bruine of gele tint geven;
- de bloedvaten die in de huid liggen: door meer of minder doorbloeding kan de huid rood of wit kleuren.

Pigment is een stof die ons beschermt tegen ultraviolette straling (uv-straling, bijvoorbeeld van zonlicht of een zonnebank). Wanneer iemand met een lichtgetinte huid, dus met weinig pigment, aan veel uv-straling wordt blootgesteld, kan hij verbrandingsverschijnselen oplopen.

9.3.2 Lederhuid

De lederhuid (*dermis*) bestaat uit bindweefsel. Dit bindweefsel bevat bloedvaten, lymfebanen, zenuwen en gevoelszintuigen (bijvoorbeeld de *lichaampjes van Meissner* die als tastzintuigen fungeren).

Het onderhuidse bindweefsel zorgt voor verbinding van de huid met de eronder gelegen delen van het lichaam. Het zorgt ervoor dat de huid strak of losjes aan de diepere lagen vastzit.

Klieren van de huid

De klieren voor externe secretie (exocriene klieren, uitscheiding naar buiten) zijn te verdelen in zweetklieren en talgklieren (fig. 9.1).

De *zweetklieren* hebben als taken:
- warmteregulatie van het lichaam;
- uitscheiding van onder andere zout (in geringe mate).

Zweetklieren produceren ongeveer 0,75 liter zweet per dag. De klieren bevinden zich op heel veel plaatsen. De opvallendste zijn de okselzweetklieren.

Talgklieren monden uit in de haarzakjes (haarfollikel). Het vetachtige afscheidingsproduct zorgt ervoor dat de huid en de haren soepel blijven.

Haren

Een haar ontstaat uit epitheel. Dit epitheel groeit tot in het onderhuidse bindweefsel. De haar bestaat uit een haarzakje waarin de haar groeit. De haar heeft een haarwortel en een haarschacht, die buiten het haarzakje komt en voor ons zichtbaar is. Aan het haarzakje zit een kleine spiervezel. Wanneer deze gelijk met veel andere spiervezels samentrekt, krijgen we 'kippenvel': de haren gaan recht overeind staan. In het haarzakje mondt een talgkliertje uit. Talg houdt de huid vet en beschermt daardoor de huid tegen uitdroging. Ook maakt talg de huid beter waterafstotend en heeft het een zekere antimicrobiële werking.

Onder in het haarzakje wordt door celdeling voortdurend nieuw haarmateriaal gevormd (fig. 9.2).

Nagels

De nagel (*onyx* of *unguis*) bestaat uit hoornplaatjes die in de nagelplooi (nagelriem) steken (fig. 9.3). Aan de zijkant liggen nagels in nagelwallen. De nagel ligt in het nagelbed en is hiermee vergroeid.

Door verhoorning van cellen in de nagelplooi wordt steeds nieuwe nagel gevormd. Hierdoor groeit de nagel en schuift de nagel steeds verder naar buiten.

9.3 · Bouw

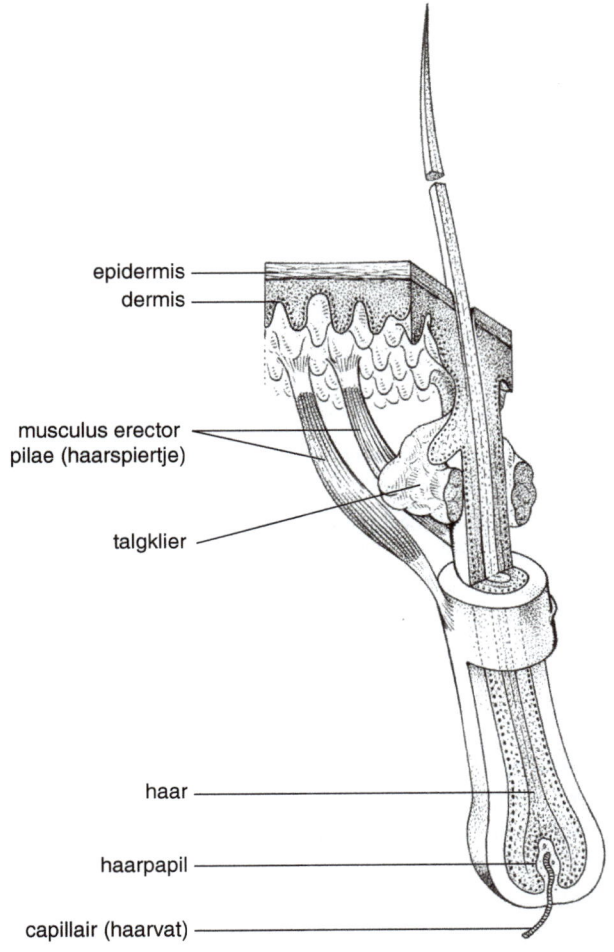

■ **Figuur 9.2** Een haar met omliggende structuren

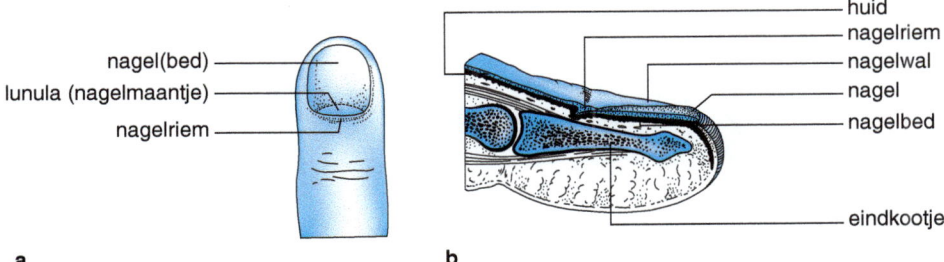

■ **Figuur 9.3** De nagel

9.4 Woordenlijst

In ▶ H. 1 zijn algemene regels voor de uitspraak van Latijnse woorden gegeven. In deze woordenlijst vind je nog extra aanwijzingen voor een juiste uitspraak:

- Een onderstreping betekent dat de klemtoon op de onderstreepte klinker ligt, bijvoorbeeld: erytrocyt.
- Een 'woord' tussen rechte haken geeft (bij benadering) de letterlijke uitspraak van de medische term, bijvoorbeeld: [eerietroosiet].

cutis	– huid [kuutis]
dermis	– lederhuid
epidermis	– opperhuid
exocrien	– afscheidend via een afvoerbuis [èksookrien]
lichaampjes van Meissner	– zenuwuiteinden in de lederhuid die sensorische prikkels opnemen en doorsturen
matrix	– moederlaag; onderste laag van opperhuid waarin celdeling plaatsvindt [maatriks]
onyx	– nagel [ooniks]
pigment	– kleurstof die de huid een tint geven en beschermt tegen UV-straling
subcutis	– onderhuids bindweefsel supkuutis]
unguis	– nagel [unguu-is]

▪ Vragen en opdrachten

1. Wat zijn de functies van de huid?
2. Waardoor worden onze lichaamsvormen vooral bepaald?
3. Hoe is de huid opgebouwd?
4. Welke soorten klieren bevinden zich in de huid?
5. Wat is de functie van deze klieren?
6. Wat is pigment?
7. Waarvan zijn de lichaampjes van Meissner een onderdeel?

Skelet

10.1 Inleiding – 100

10.2 Bouw – 100
10.2.1 Pijpbeenderen – 101
10.2.2 Platte beenderen – 101
10.2.3 Onregelmatig gevormde beenderen – 102

10.3 Verbindingen – 102
10.3.1 Onbeweeglijke verbindingen – 102
10.3.2 Beweeglijke verbindingen – 102

10.4 Functies – 104

10.5 Onderverdeling – 104
10.5.1 Beenderen van de schedel – 107
10.5.2 Beenderen van de romp – 109
10.5.3 Beenderen van de ledematen – 114

10.6 Woordenlijst – 115

© Bohn Stafleu van Loghum is een imprint van Springer Media B.V., onderdeel van Springer Nature 2021
G. H. Mellema, *Medische terminologie anatomie en fysiologie*, Basiswerk AG,
https://doi.org/10.1007/978-90-368-2578-8_10

10.1 Inleiding

Het skelet geeft stevigheid aan het lichaam. Het is opgebouwd uit been en kraakbeen (◐ fig. 10.1). Het geheel noemen we het *skelet* of *geraamte*. De diverse beenderen zijn met elkaar verbonden. Onbeweeglijke verbindingen vinden we bijvoorbeeld tussen de schedelbeenderen; beweeglijke verbindingen zijn de gewrichten.

10.2 Bouw

Ons skelet bestaat uit twee verschillende soorten been.
1. *Normaal beenweefsel*. Bij beenweefsel is de tussencelstof hard en bestaat voornamelijk uit harde eiwitvezels (collagene vezels), waarin zich maar weinig cellen bevinden. In de tussenstof zijn kalkzouten opgenomen, die het bot zijn hardheid en stevigheid geven. Het aantal bloedvaten in beenweefsel is te verwaarlozen. De bloedvoorziening wordt gewaarborgd vanuit het beenvlies (*periost*).

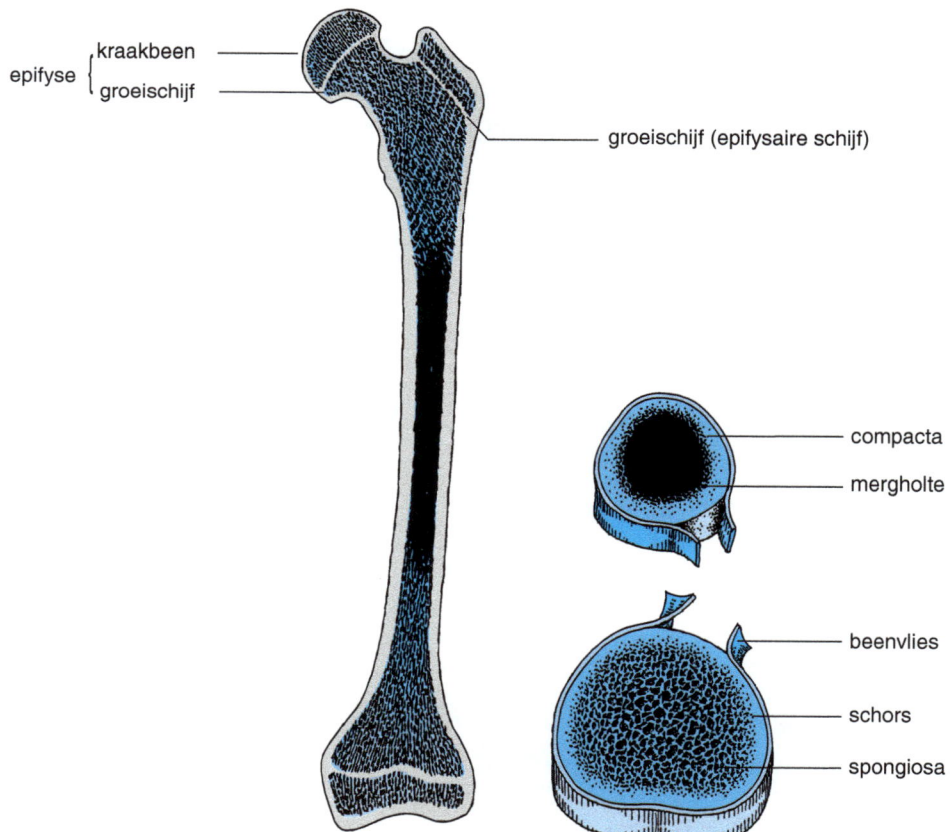

◐ **Figuur 10.1** Een pijpbeen (dijbeen) met doorsneden

2. *Kraakbeen*. De tussenstof van kraakbeen bevat geen kalkzouten. Daardoor is kraakbeen veel minder hard en buigzamer. De kraakbeencellen hebben geen onderlinge verbindingen en kraakbeenweefsel bevat geen bloedcellen. De bloedvoorziening vindt plaats vanuit het kraakbeenvlies (*perichondrium*). Kraakbeen komt onder andere voor:
    - in gewrichten om twee uiteinden van botten ten opzichte van elkaar soepel te laten bewegen;
    - als verbinding tussen botstukken, bijvoorbeeld tussen de ribben en het borstbeen;
    - in oorschelpen, het neustussenschot, het strottenhoofd, de luchtpijp en zijn vertakkingen;
    - in de tussenwervelschijven.

De botten van ons lichaam zijn opgebouwd uit deze soorten beenweefsel. Er zijn verschillende bottypen, namelijk:
- pijpbeenderen;
- platte beenderen;
- onregelmatig gevormde beenderen.

10.2.1 Pijpbeenderen

Een pijpbeen (zie ▸ fig. 10.1) bestaat uit een buisvormig middenstuk (*diafyse*) en twee uiteinden (*epifyse*). Deze uiteinden hebben een sponsachtige opbouw (*spongiosa*). De diafyse bezit geen *spongiosa*, maar bestaat uit massief botweefsel.

In de spongiosa bevindt zich het rode beenmerg, waarin erytrocyten, leukocyten en trombocyten worden gevormd. Pijpbeenderen bevinden zich in onze ledematen en zijn omgeven door het beenvlies (*periost*).

Tijdens de groeifase van een mens groeien ook de botten mee. Vooral de lange pijpbeenderen maken een grote lengtegroei door. In de laag kraakbeen tussen de epi- en diafyse van de pijpbeenderen (*epifysaire schijf*) worden in een hoog tempo botcellen aangemaakt. Het bot groeit dus naar beide kanten. Wanneer de groeifase afloopt, worden de epifysaire schijven kleiner. Uiteindelijk blijven er twee dunne lijnen over.

De pijpbeenderen van de bovenste ledematen (*bovenste extremiteiten*) zijn:
- opperarmbeen (*humerus*);
- spaakbeen (*radius*);
- ellepijp (*ulna*).

De pijpbeenderen van de onderste ledematen (*onderste extremiteiten*) zijn:
- dijbeen (*femur*);
- scheenbeen (*tibia*);
- kuitbeen (*fibula*).

10.2.2 Platte beenderen

In de platte beenderen bevindt zich rood beenmerg, waarin leukocyten, erytrocyten en trombocyten worden gevormd.

Wanneer we de doorsnede van een plat bot bekijken, zien we van buiten naar binnen achtereenvolgens:
- het beenvlies (*periost*);
- de schors (corticalis);
- het sponsachtige binnenste (*spongiosa*), met daarin het rode beenmerg.

Platte beenderen zijn onder andere:
- de schedel (cranium)
- de ribben (*costae*);
- het borstbeen (*sternum*);
- het schouderblad (*scapula*);
- de heupbeenderen (*ossa coxae*).

10.2.3 Onregelmatig gevormde beenderen

Onregelmatig gevormde beenderen zijn bijvoorbeeld:
- wervels (*vertebrae*);
- handwortelbeentjes (*ossa carpi*);
- voetwortelbeentjes (*ossa tarsi*).

10.3 Verbindingen

De verbindingen tussen twee beenderen kunnen *onbeweeglijk* of *beweeglijk* zijn.

10.3.1 Onbeweeglijke verbindingen

Een onbeweeglijke verbinding tussen twee beenderen vinden we bijvoorbeeld bij de schedelbeenderen (◘ fig. 10.2). Bij een baby zijn deze beenderen nog wel beweeglijk ten opzichte van elkaar; op sommige plaatsen zitten er zelfs openingen tussen de beenderen (*fontanellen*). Tijdens de groei van het kind neemt ook de herseninhoud toe en groeien de schedelbeenderen heel vast aan elkaar. Er ontstaat een naadverbinding, die nog versterkt wordt door bindweefsel tussen de twee botstukken.

10.3.2 Beweeglijke verbindingen

Een beweeglijke verbinding tussen twee botstukken heet een gewricht. Hierbij kunnen de twee beenderen ten opzichte van elkaar bewegen. Ze zijn met elkaar verbonden door een stevig kapsel (gewrichtskapsel), dat versterkt wordt door gewrichtsbanden (*ligamenten*). Deze kunnen zich zowel in het kapsel als daarbuiten bevinden.

Aan de binnenkant van het gewrichtskapsel produceert het *synoviaal vlies* een stroperige vloeistof die als gewrichtssmeer werkt, de *synovia*. Op de twee tegenover elkaar liggende botuiteinden, de gewrichtsvlakken, bevindt zich een dun laagje kraakbeen. Om

10.3 · Verbindingen

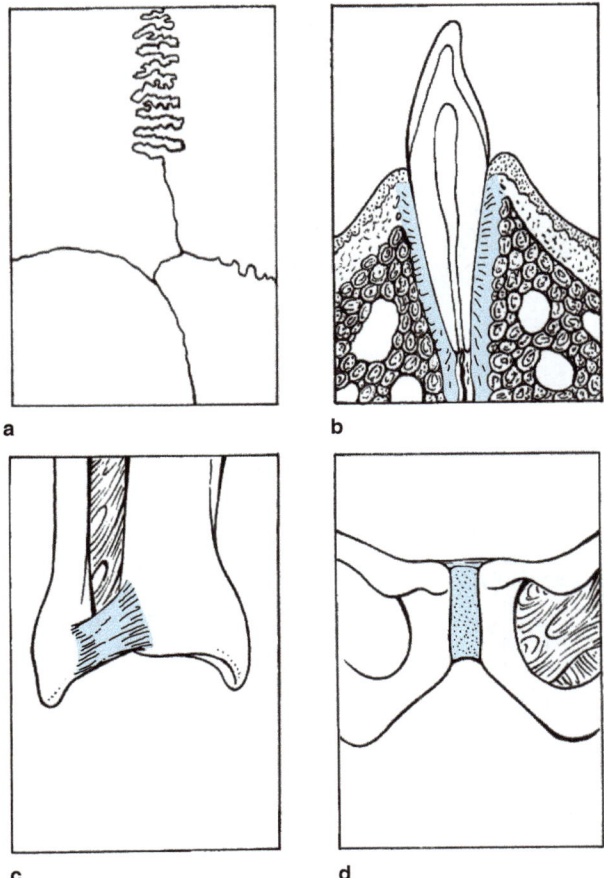

Figuur 10.2 Verschillende vormen van verbindingen tussen beenderen: (a) naadverbinding (*sutura*) tussen schedelbeenderen; (b) tandkasverbinding (*gomphosis*); (c) bindweefselverbinding (*syndesmose*) tussen scheen- en kuitbeen; (d) kraakbenige verbinding (*synchondrose*) zoals de symfyse tussen de bekkenhelften

te voorkomen dat spieren, banden of huid over skeletdelen gaan schuren, bevinden zich op die bedreigde plaatsen slijmbeurzen (*bursae*) die als stootzakken dienstdoen. Het zijn bindweefselzakjes die zijn bekleed met een synoviaal vlies en gevuld met synovia.

Er zijn vier soorten gewrichten (fig. 10.3):
- kogelgewricht, zoals bij de heup- en schoudergewrichten, die beweging naar bijna alle kanten mogelijk maken;
- scharniergewricht, zoals tussen hand- en voetkootjes, die op en neer kunnen bewegen;
- zadelgewricht, tussen de duim en handwortel, met beweging in twee vlakken;
- draaigewricht, zoals tussen de ulna en radius, waarbij de beenderen om elkaar heen draaien.

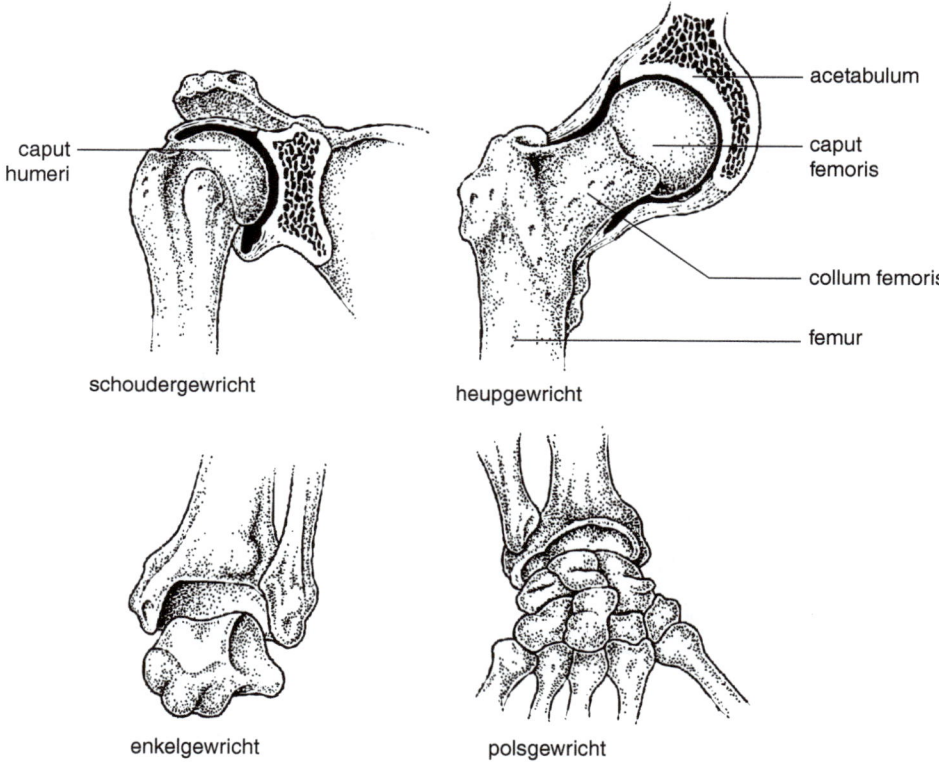

☐ **Figuur 10.3** Gewrichten

10.4 Functies

De functies van het skelet zijn:
- interne organen (hersenen, ruggenmerg, hart en longen) beschermen;
- stevigheid aan het lichaam geven;
- aanhechtingspunten bieden voor skeletspieren, zodat bewegingen van het lichaam kunnen worden gerealiseerd;
- bloedcellen vormen: in het rode beenmerg van de lange pijpbeenderen en de platte beenderen worden erytrocyten, leukocyten en trombocyten gevormd.

10.5 Onderverdeling

Ons skelet (☐ fig. 10.4) is op verschillende manieren in te delen. Wij hanteren in dit boek de volgende indeling:
- beenderen van de schedel (*cranium*);
- beenderen van de romp;
- beenderen van de ledematen (*extremiteiten*).

10.5 · Onderverdeling

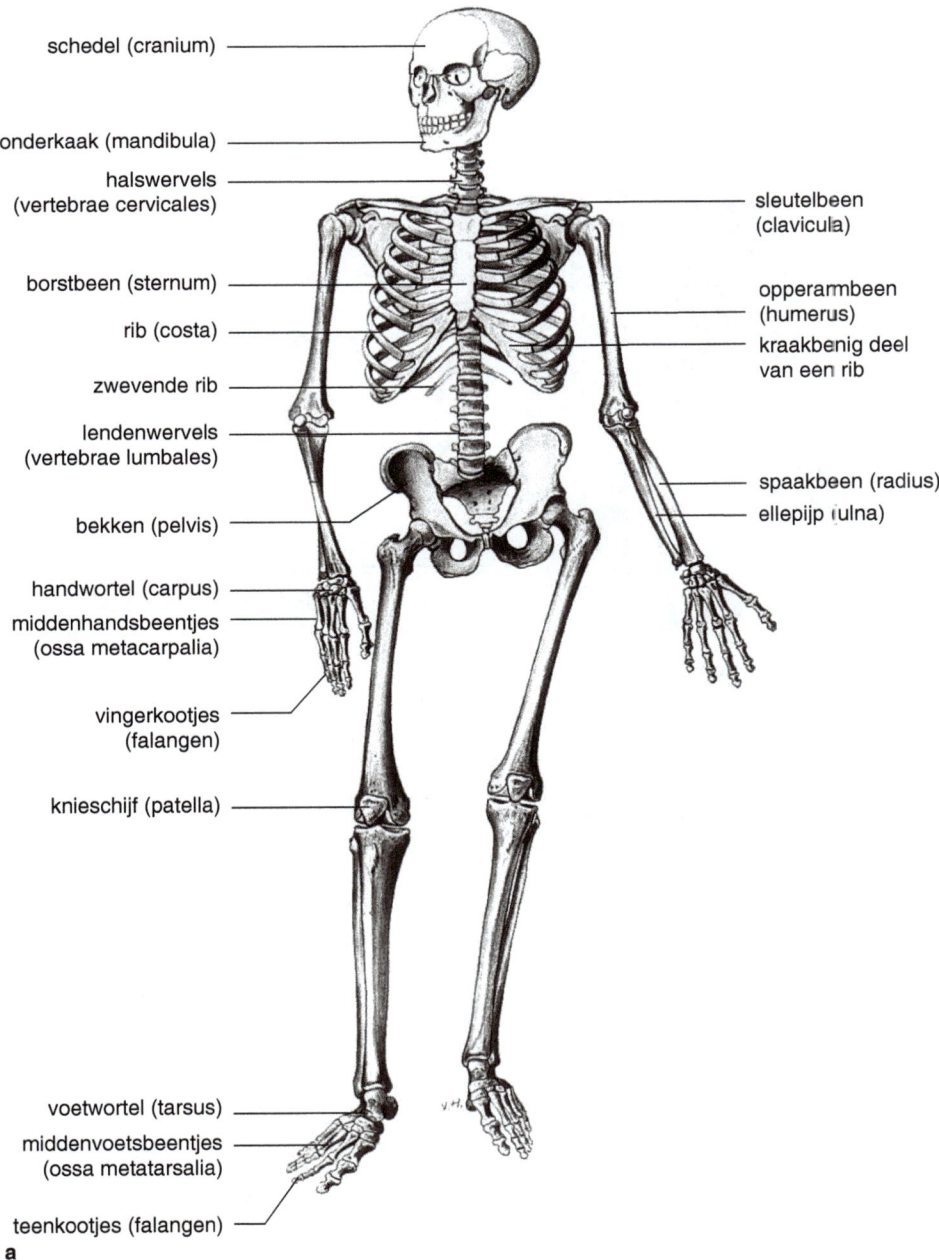

■ **Figuur 10.4** Het geraamte: (**a**) vooraanzicht; (**b**) achteraanzicht

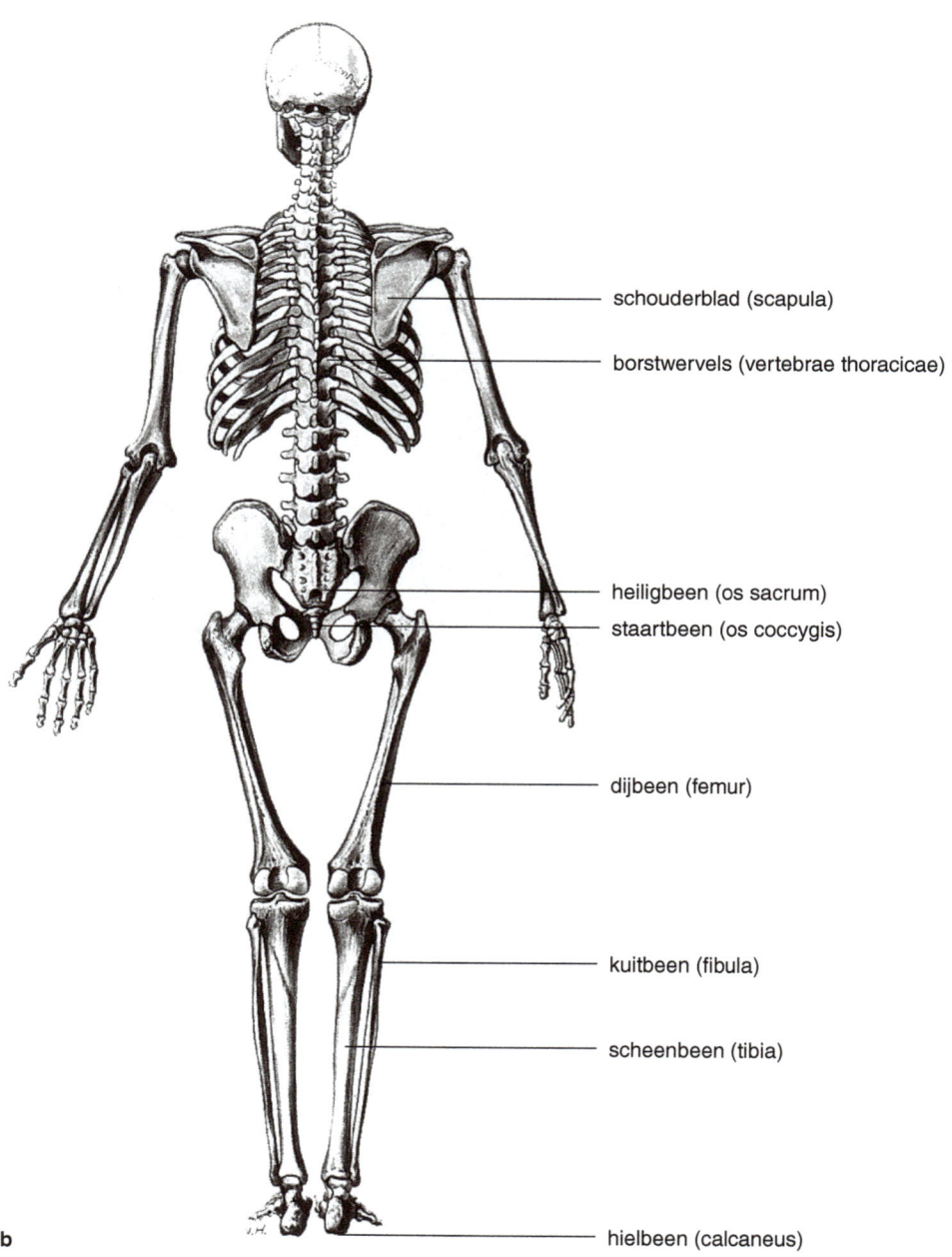

b

. Figuur 10.4 Vervolg.

10.5 · Onderverdeling

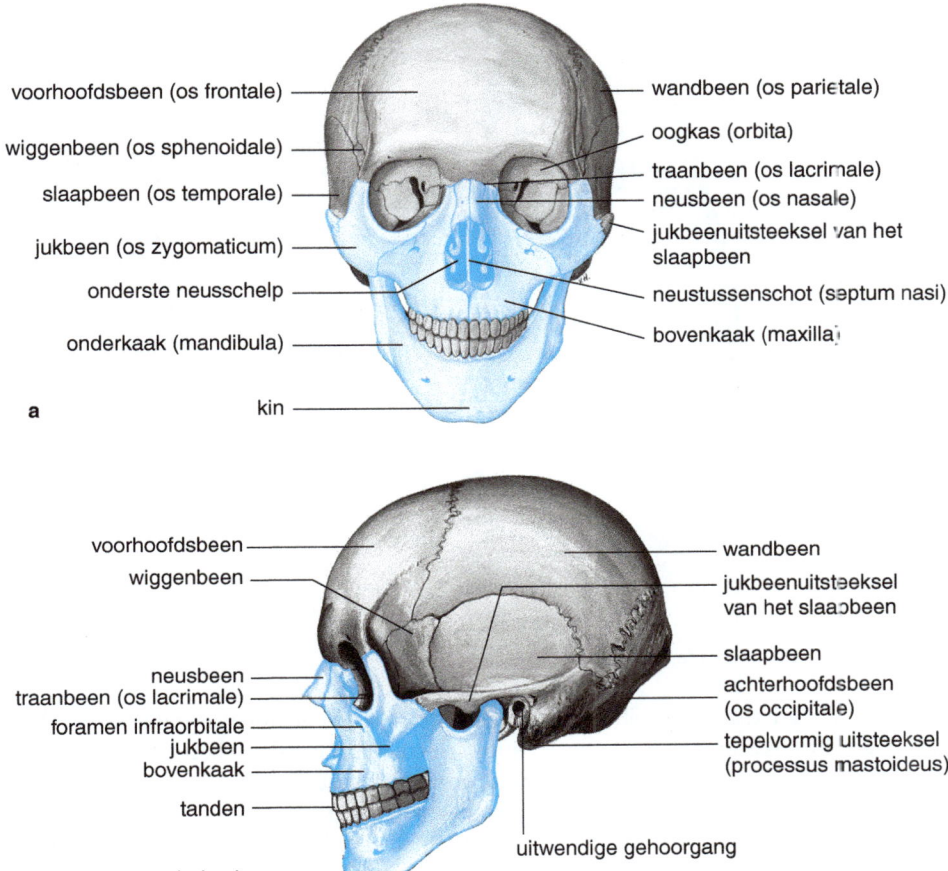

Figuur 10.5 De schedel: (a) vooraanzicht; (b) zijaanzicht

10.5.1 Beenderen van de schedel

Onze schedel is te verdelen in de *hersenschedel* en de *aangezichtsschedel*. De hersenschedel is een gesloten ruimte waarin de hersenen zijn opgeborgen; op deze wijze zijn de kwetsbare hersenen beschermd. In de onderzijde ervan (de schedelbasis) bevinden zich openingen waar het ruggenmerg, de hersenzenuwen en de bloedvaten doorheen lopen.

Hersenschedel

De hersenschedel bestaat uit de volgende beenderen (fig. 10.5):
- voorhoofdsbeen (*os frontale*);
- twee wandbeenderen (*ossa parietalia*);
- twee slaapbeenderen (*ossa temporalia*);
- achterhoofdsbeen (*os occipitale*).

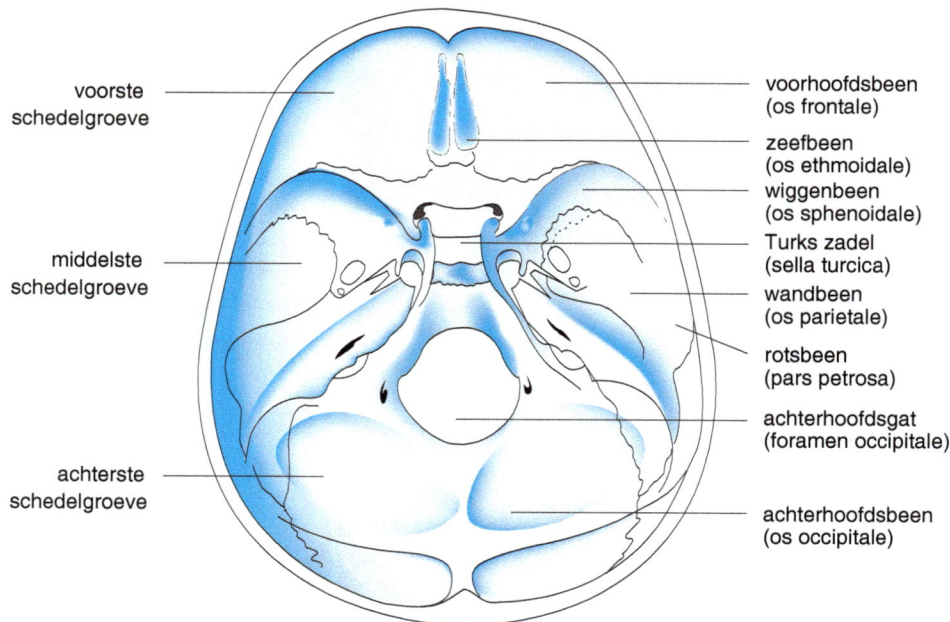

Figuur 10.6 De schedelbasis

Deze beenderen zitten bij volwassenen aan elkaar vast met onbeweeglijke verbindingen. Waar het os frontale en de twee ossa parietalia elkaar raken, bestaat bij een baby een ruimte, de *grote fontanel*, die tijdens de groei opgevuld wordt. Hetzelfde geldt voor de plaats van samenkomst van het os occipitale en de twee ossa parietalia. De ruimte die hier bestaat bij de baby, heet de *kleine fontanel*. In de schedelbasis bevinden zich nog het wiggenbeen (*os sphenoidale*) en het zeefbeen (*os ethmoidale*).

Aangezichtsschedel

Onze aangezichtsschedel is samengesteld uit (fig. 10.5):
- bovenkaak (*maxilla*);
- onderkaak (*mandibula*);
- twee jukbeenderen (*ossa zygomatica*);
- neusbeen (*os nasale*);
- twee gehemeltebeenderen (*ossa palatina*);
- twee traanbeentjes (*ossa lacrimalia*) – deze beentjes worden zo genoemd omdat hier de traanbuizen doorheen lopen.

Opvallende delen van de aangezichtsschedel zijn de oogkas (*orbita*) en de neusholte. Deze zijn samengesteld uit verschillende beenderen van de schedel.

In de bovenkaak zitten twee neusbijholten (*sinus maxillares*) die in een open verbinding staan met de neusholte. Aan de bovenzijde van de neusholte is ook een verbinding met de holtes in het os frontale, de sinus frontales.

Bij nadere bestudering van de schedelbasis zien we hierin een indeuking, die vanwege haar vorm het Turkse zadel (*sella turcica*) genoemd is (fig. 10.6). Hierin bevindt zich de *hypofyse*, een klier met interne secretie, een hormoonproducerende klier.

Aan beide zijden van de schedel bevindt zich een uitwendige gehoorgang (*meatus acusticus externus*) die leidt naar het middenoor en het inwendige oor. In het inwendige oor bevinden zich het gehoor en de evenwichtsorganen. Hier bevindt zich het heel harde *pars petrosa* (rotsbeen), dat het gehoororgaan bevat; dit is een onderdeel van het os temporale (slaapbeen).

De onder- en bovenkaak zijn door het kaakgewricht met elkaar verbonden. Deze twee beenderen omvatten de mondholte, waarvan de bovenzijde wordt gevormd door de ossa palatina, die het *palatum durum* (hard gehemelte) heten. Hierachter ligt het *palatum molle* (zacht gehemelte), dat uit bind- en spierweefsel bestaat.

De mandibula en maxilla zijn de dragers van tanden en kiezen.

10.5.2 Beenderen van de romp

De romp bestaat uit de volgende delen:
- wervelkolom;
- borstkas (*thorax*);
- schoudergordel;
- bekkengordel (*pelvis*).

Wervelkolom

De grote hersenen gaan over in de hersenstam (*truncus cerebri*), waar het verlengde merg (*medulla oblongata*) een onderdeel van is, en daarna in het ruggenmerg. Het ruggenmerg komt via het achterhoofdsgat (*foramen magnum* of *foramen occipitale*) buiten de schedel, en loopt door tot in de lendenstreek (lumbale regio). Het ruggenmerg wordt beschermd door wervels (fig. 10.7). Deze geven het lichaam ook de mogelijkheid een verticale houding aan te nemen. Ze hebben uitsteeksels waaraan spieren zich kunnen vasthechten. Tussen alle wervels zit een stukje kraakbeen, de tussenwervelschijf (*discus intervertebralis*). Een discus bestaat uit een harde bindweefselring (*anulus fibrosus*) met daarbinnen een geleiachtige kern (*nucleus pulposus*). Hierdoor kunnen de wervels ten opzichte van elkaar eigenlijk in alle richtingen bewegen. Ook hebben de disci een schokdempende werking.

Tussen de wervels zitten aan de zijkant ruimten, waardoor zenuwen lopen die met het ruggenmerg in verbinding staan.

De mens heeft zeven halswervels (*vertebrae cervicales*), die aangeduid worden met C1 tot en met C7. De bovenste halswervel heet *atlas*, de tweede cervicale wervel noemen we draaier (*axis*) (fig. 10.8). Zoals uit de tekening is af te leiden, gebruiken we de atlas voor het ja knikken en de draaier voor het nee schudden.

We hebben twaalf borstwervels (*vertebrae thoracicae*, Th1 tot en met Th12), die elk links en rechts door een gewricht verbonden zijn met een van de twaalf paar ribben (fig. 10.9). De meest zwaargebouwde wervels zijn de vijf lendenwervels (*vertebrae lumbales*, L1 tot en met L5). Ze zijn zwaarder gebouwd dan bijvoorbeeld de cervicale wervels, omdat ze veel meer gewicht moeten dragen. Het heiligbeen (*os sacrum*) bestaat uit enkele samengegroeide wervels.

Ten slotte zijn er nog de staartwervels, die samengegroeid zijn tot het staartbeen, *os coccygis*.

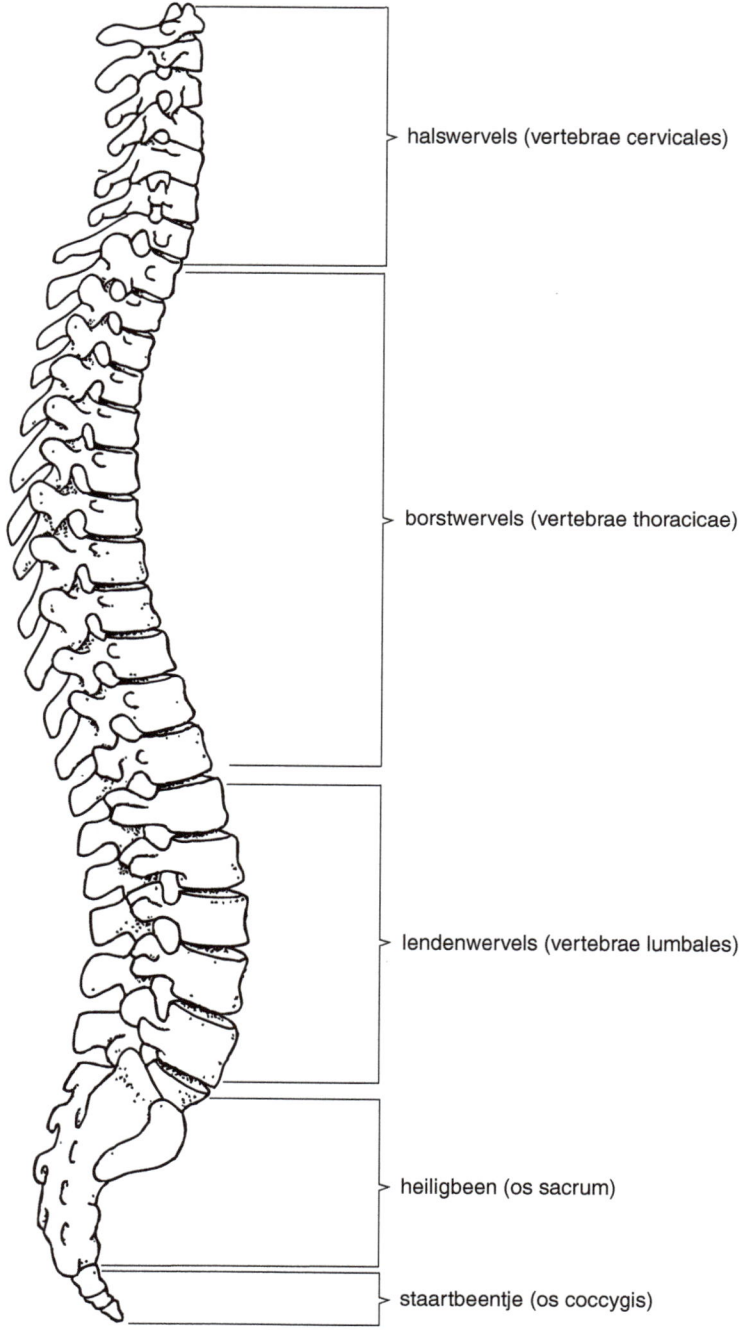

Figuur 10.7 De wervelkolom

10.5 · Onderverdeling

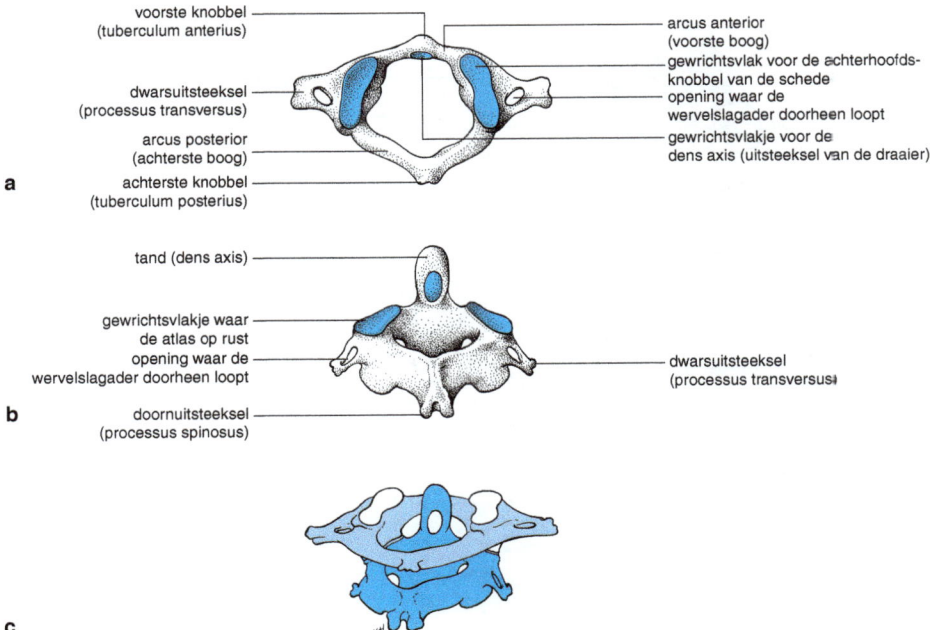

Figuur 10.8 De bovenste halswervels (atlas en draaier): (**a**) atlas (*bovenaanzicht*); (**b**) draaier (*achteraanzicht*); (**c**) atlas en draaier samengevoegd

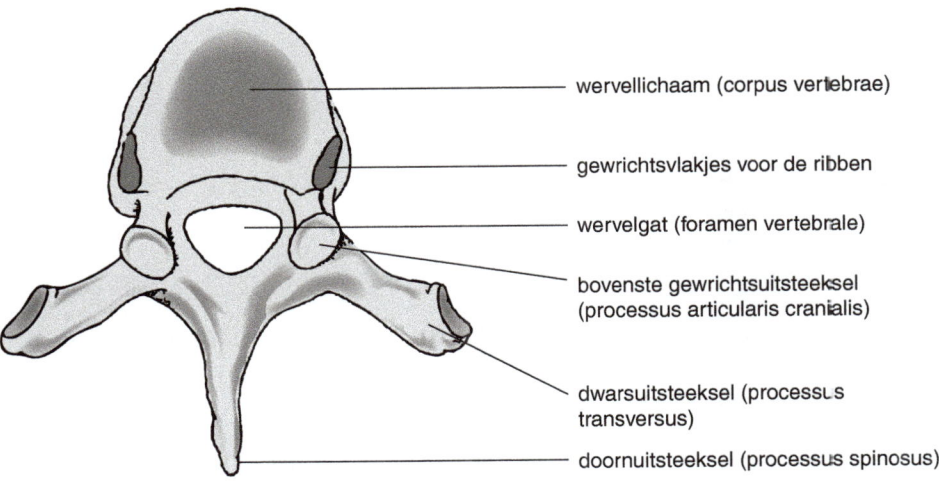

Figuur 10.9 De borstwervel

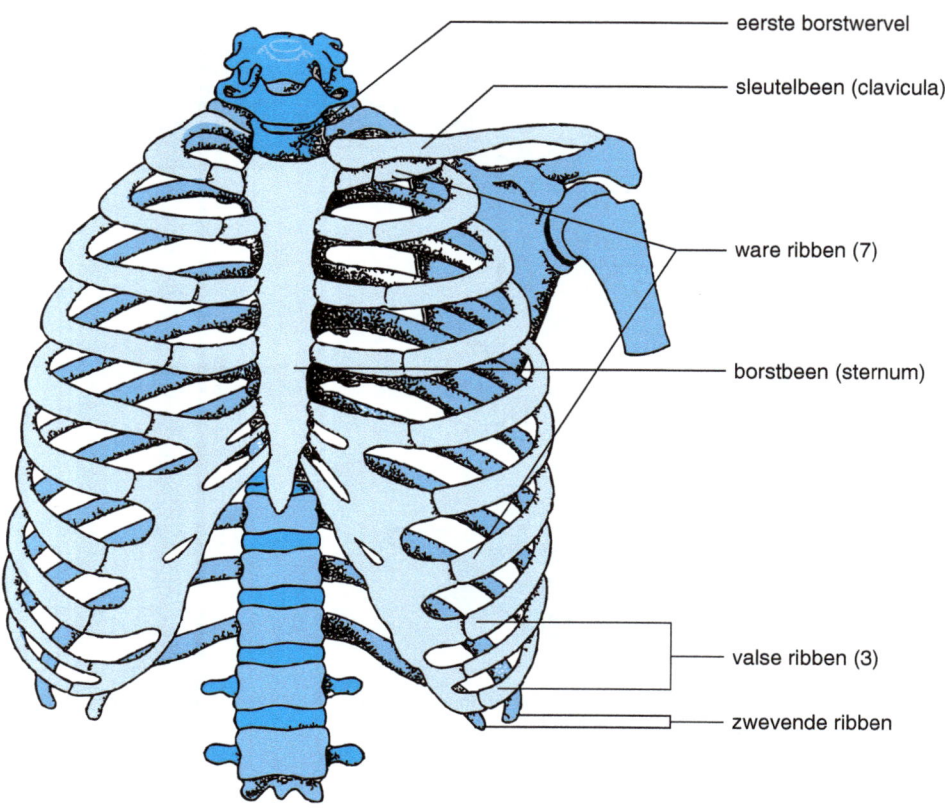

Figuur 10.10 De borstkas

Borstkas

De beenderen van de borstkas (*thorax*) bestaan uit (fig. 10.10):
- twaalf paar ribben (*costae*);
- het borstbeen (*sternum*);
- twaalf borstwervels (*vertebrae thoracicae*).

De ribben zijn allemaal door een gewricht verbonden met de thoracale wervels. Aan de voorzijde zijn de zogeheten *ware ribben* (zeven paar) door een kraakbeenverbinding rechtstreeks verbonden met het sternum. Dan volgen er drie paar ribben die door een kraakbeenverbinding aan het laatste paar ware ribben vastzitten, de *valse ribben*. De onderste twee paar ribben zitten helemaal los aan de voorzijde en heten *zwevende ribben*.

Het sternum is een plat bot dat zich vlak onder de huid bevindt. Bij een beenmergonderzoek, bijvoorbeeld bij verdenking van een bloedziekte, wordt hier een punctie verricht om het rode beenmerg te verkrijgen.

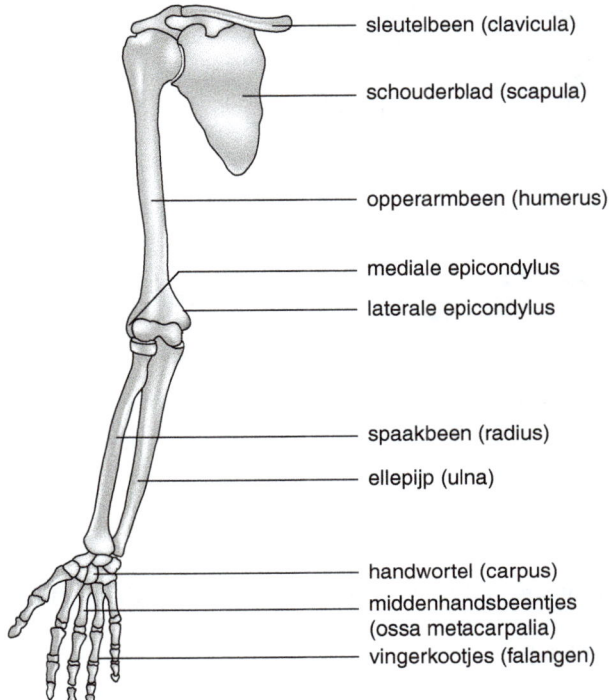

◘ **Figuur 10.11**   Arm en schouder

Schoudergordel

Buiten de thorax bevinden zich de beenderen van de schoudergordel (◘ fig. 10.11). Deze wordt gevormd door een ring, bestaande uit:
- twee sleutelbeenderen (*claviculae*);
- twee schouderbladen (*scapulae*).

De clavicula zit met een gewricht vast aan het sternum; de andere kant van de clavicula heeft een verbinding met de scapula. Op de scapula zit een gewrichtskom waarin het opperarmbeen (*humerus*) beweegt. Door de grote beweeglijkheid van de schoudergordel is het mogelijk allerlei bewegingen van de armen te versterken.

Bekkengordel

De bekkengordel is de verbinding van de romp met de onderste extremiteiten. Aan de bekkengordel bevinden zich de gewrichten met de dijbeenderen (*femora*). De bekkengordel, of *pelvis*, bestaat uit (◘ fig. 10.12):
- twee heupbeenderen (*ossa coxae*);
- heiligbeen (*os sacrum*);
- staartbeentje (*os coccygis*).

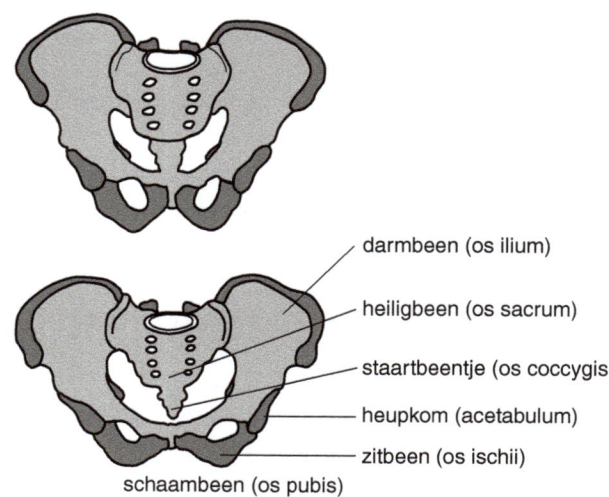

● **Figuur 10.12** Het bekken (*boven*: van een man; *onder*: van een vrouw)

Het os coxae bestaat weer uit drie beenderen, die onbeweeglijk met elkaar zijn verbonden:
- darmbeen (*os ilium*);
- zitbeen (*os ischii*);
- schaambeen (*os pubis*).

Aan de voorkant zit tussen de uiteinden van het os pubis de *symfyse*. Dit kraakbeentje maakt enige beweging tussen de twee schaambeenderen mogelijk.

Het bekken van een vrouw kent met het oog op een mogelijke bevalling andere mogelijkheden dan het bekken van een man. Het vrouwelijke bekken is platter en bevat een wijdere ingang.

10.5.3 Beenderen van de ledematen

Arm

De bovenste ledematen (● fig. 10.11) of bovenste *extremiteiten* bestaan uit:
- het opperarmbeen (*humerus*), met aan de proximale zijde een ronde kop (*caput humeri*), waardoor er in de schoudergordel een grote mate van beweeglijkheid is (kogelgewricht);
- de elleboog (*olecranon*), een scharniergewricht, gevormd door de *humerus, ulna* en *radius*;
- de onderarm, die weer bestaat uit:
  - de ellepijp (*ulna*), gelegen aan de kant van de pink; zit met een haakvormig deel vast aan de humerus;
  - het spaakbeen (*radius*), ligt aan de kant van de duim en kan om de ulna draaien;
- de hand (*manus*) en de pols, bestaande uit:
  - acht handwortelbeentjes (*ossa carpi*), kleine, onregelmatig gevormde beentjes die samen met de ulna en radius het polsgewricht vormen;

- vijf middenhandsbeentjes (*ossa metacarpalia*), korte pijpbeentjes;
- veertien vingerkootjes (*falangen*); drie per vinger, die met het proximale en het distale interfalangeale gewricht aan elkaar vastzitten en scharniergewrichtjes vormen. De duim bestaat uit twee falangen en is opponeerbaar, dat wil zeggen dat de duimtop tegen elk van de andere vingertoppen kan worden geplaatst. Dit is mogelijk doordat het bijbehorende middenhandsbeentje met de handwortel een zadelgewricht vormt.

Been

De onderste extremiteiten (◻ fig. 10.13) bestaan uit:
- het dijbeen (*femur*), met aan de proximale zijde – net als de humerus – een kop (*caput femoris*), die in de heupkom (*acetabulum*) van het bekken zit; verder naar distaal gaat de kop over in de dijbeenhals (*collum femoris*) en in de schacht van het dijbeen om vervolgens te eindigen in twee knobbels (*condylen*) die het proximale deel van het kniegewricht vormen;
- de knie (*genu*) (◻ fig. 10.14) en de knieschijf (*patella*), een stuk bot dat aan de ventrale zijde van de condylen van het femur ligt en helemaal is opgenomen in de kniepees. De kniepees is de pees van de vierkoppige dijbeenspier (*musculus quadriceps femoris*) die is aangehecht aan het scheenbeen (*tibia*). De tibia vormt het distale deel van het kniegewricht. Dit is een ingenieus gewricht dat geen diepe gewrichtskommen heeft en daardoor uit zichzelf niet stabiel is. De stabiliteit komt door een stelsel van banden binnen en buiten het kniegewricht (zoals de voorste en achterste kruisbanden). Ook de mediale en laterale *meniscus* (twee halvemaanvormige kraakbeenschijfjes) dragen hieraan bij. Ze vullen de ruimte tussen de femurcondylen en de tibia op. De tibia eindigt aan de onderkant in de binnenenkel (*malleolus medialis*);
- het onderbeen, dat bestaat uit:
  - het scheenbeen (*tibia*);
  - het kuitbeen (*fibula*), die eindigt in de buitenenkel (*malleolus lateralis*). Samen met de tibia en het sprongbeen (*talus*, een van de zeven voetwortelbeentjes) vormt de fibula het enkelgewricht. Ook dit gewricht krijgt extra stabiliteit door een stelsel van banden;
- de voet en de enkel, bestaande uit:
  - zeven voetwortelbeentjes (*ossa tarsi*), waaronder de talus en het hielbeen (*calcaneus*);
  - vijf middenvoetsbeentjes (*ossa metatarsalia*);
  - veertien teenkootjes (*falangen*).

10.6 Woordenlijst

In ▶ H. 1 zijn algemene regels voor de uitspraak van Latijnse woorden gegeven. In deze woordenlijst vind je nog extra aanwijzingen voor een juiste uitspraak:
- Een onderstreping betekent dat de klemtoon op de onderstreepte klinker ligt, bijvoorbeeld: erytrocyt.
- Een 'woord' tussen rechte haken geeft (bij benadering) de letterlijke uitspraak van de medische term, bijvoorbeeld: [eerietroosiet].

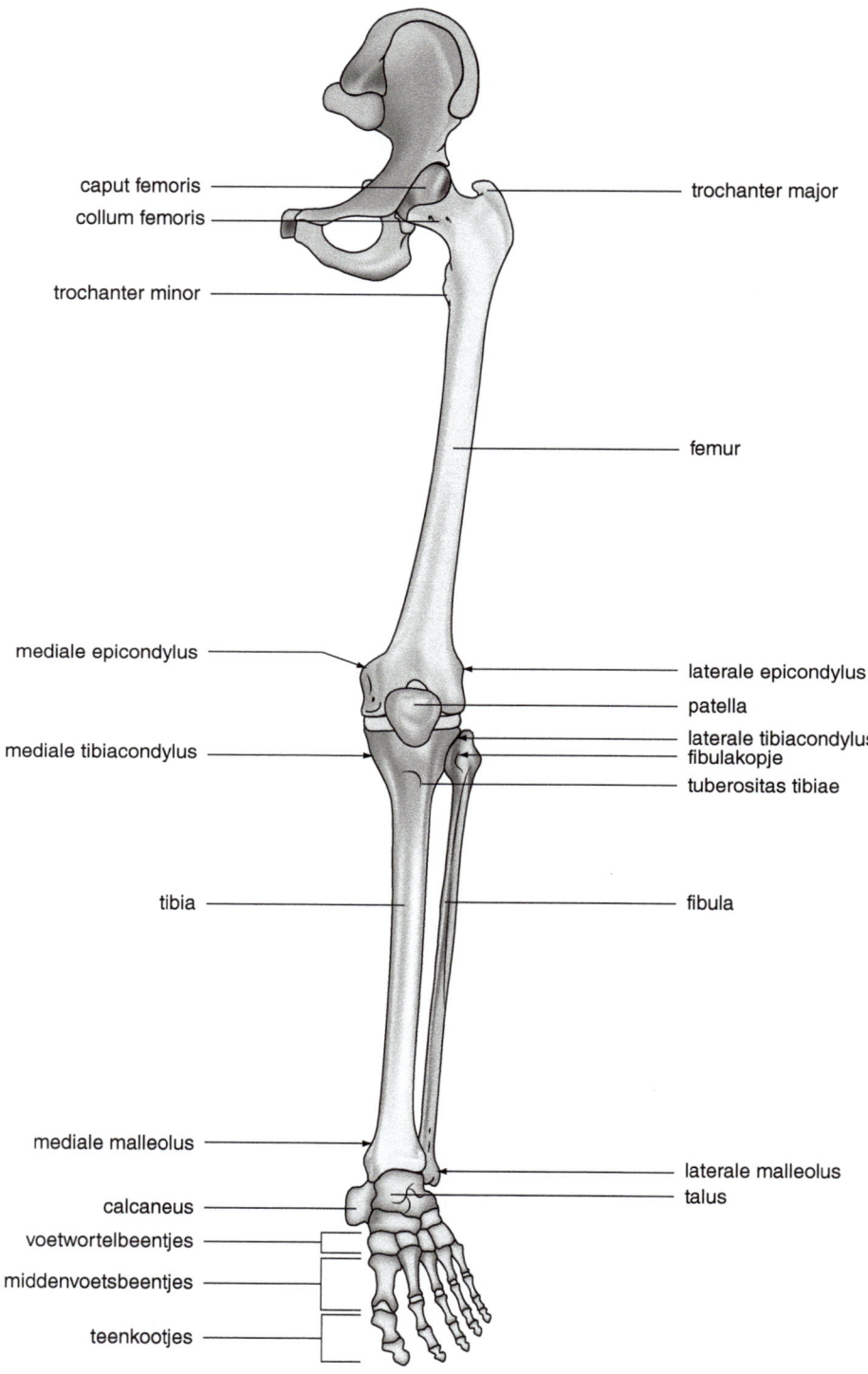

Figuur 10.13 Het skelet van het been

10.6 · Woordenlijst

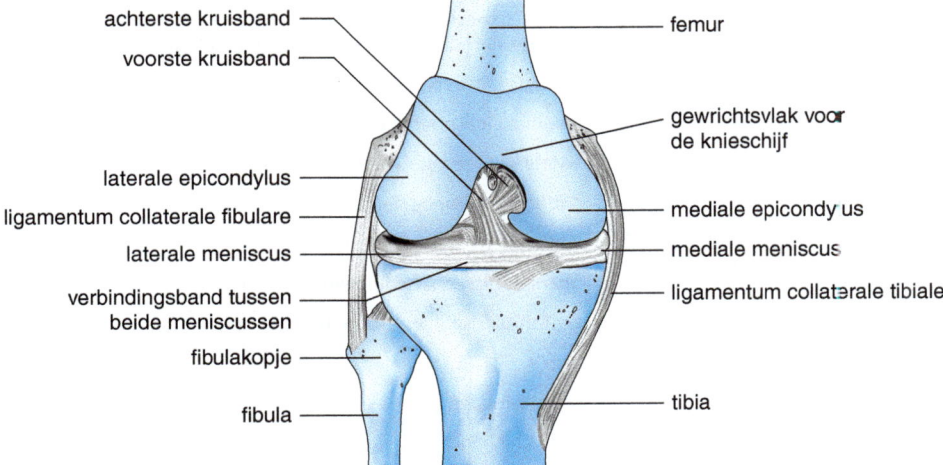

Figuur 10.14 Overzicht van het bandapparaat en de meniscussen van de rechterknie, van voren gezien (de knieschijf is weggelaten)

acetabulum	– heupkom, gewrichtskom voor de kop van het dijbeen [aasetaabuulum]
anulus fibrosus	– harde bindweefselring
arcus	– boog [arkus]
atlas	– bovenste nekwervel
axis	– draaier, tweede nekwervel [aksis]
bursa	– slijmbeurs
calcaneus	– hielbeen [kalkaane-jus]
caput femoris	– dijbeenkop [kaapoet feemooris]
caput humeri	– kop van opperarmbeen [kaapoet huumeerie]
carpus	– handwortel [karpus]
cartilago	– kraakbeen [kartielaagoo]
clavicula	– sleutelbeen [klaaviekuulaa]
collum femoris	– dijbeenhals [kollum feemooris]
condylus	– knobbel (kniegewricht) [kondielus]
corpus vertebrae	– wervellichaam [korpus vèrtebree]
costa	– rib [kostaa]
cranium	– schedel [kraanie-jum]
dens axis	– uitsteeksel van de tweede halswervel, de draaier (dens = tand, meervoud: dentes)
diafyse	– middelste stuk van een pijpbeen [die-jaafiese]
discus intervertebralis	– tussenwervelschijf

epifysaire schijf	– laag kraakbeen tussen epi- en diafyse, waarin naar beide kanten de botgroei plaatsvindt; groeischijf [eepiefiesère]
epifyse	– uiteinde van een pijpbeen [eepiefiese]
extremiteit	– ledemaat [èkstreemieteit]
falanx	– kootje van teen of hand (meervoud: falangen) [faalanks]
femur	– dijbeen (meervoud: femora)
fibula	– kuitbeen
fontanel	– opening tussen schedelbeenderen bij baby's
foramen magnum	– achterhoofdsgat, waardoor het ruggenmerg de hersenen bereikt
genu	– knie
humerus	– opperarmbeen
ligament	– gewrichtsband
malleolus	– enkel [mallee-joolus]
mandibula	– onderkaak
manus	– hand
maxilla	– bovenkaak [maksillaa]
meatus acusticus externus	– uitwendige gehoorgang [mee-jaatus akoestiekus èkstèrnus]
medulla oblongata	– verlengde merg
meniscus	– halvemaanvormig kraakbeenschijfje in de knie (meervoud: meniscussen of menisci) [meeniskus]
musculus quadriceps femoris	– vierkoppige dijbeenspier [muskuulus kwaadriesèps feemoris]
nucleus pulposus	– geleiachtige kern van de tussenwervelschijf [nuuklee-jus pulpoosus]
olecranon	– elleboog [ooleekraanon]
orbita	– oogkas
os	– bot
os coccygis	– staartbeen [koksiegis]
os ethmoidale	– zeefbeen [ètmoo-iedaale]
os frontale	– voorhoofdsbeen (beenderen hersenschedel)
os ilium	– darmbeen, heupbeen [ielie-jum]
os ischii	– zitbeen [isgie-ie]
os nasale	– neusbeen
os occipitale	– achterhoofdsbeen (beenderen hersenschedel) [oksiepietaale]
os parietale	– wandbeen (beenderen hersenschedel) [parie-eetaale]
os pubis	– schaambeen
os sacrum	– heiligbeen [saakrum]
os temporale	– slaapbeen (beenderen hersenschedel)
os zygomaticum	– jukbeen (meervoud: ossa zygomatica) [ziegoomaatiekum]

10.6 · Woordenlijst

ossa carpi	– handwortelbeentjes [karpie]
ossa coxae	– heupbeenderen [koksee]
ossa metacarpalia	– middenhandsbeentjes [meetaakarpaalie-jaa]
ossa metatarsalia	– middenvoetsbeentjes
ossa tarsi	– voetwortelbeentjes
palatum durum	– hard gehemelte
palatum molle	– zacht gehemelte
patella	– knieschijf
pelvis	– bekken
perichondrium	– kraakbeenvlies [peeriegondrie-jum]
periost	– beenvlies [peerie-jost]
radius	– spaakbeen [raadie-jus]
scapula	– schouderblad [skaapuulaa]
sella turcica	– Turks zadel [sèlaa tuursiekaa]
septum nasi	– neustussenschot
sinus frontalis	– voorhoofdsholte
sinus maxillaris	– kaakholte (meervoud: sinus maxillares) [maksillaaris]
spongiosa	– sponsachtige deel van het pijpbeen in de epifyse [spongie-joosaa]
sternum	– borstbeen
symfyse	– verbinding tussen de twee schaambeenderen [simfiese]
synovia	– gewrichtssmeer [sienoovie-jaa]
talus	– sprongbeen
thorax	– borstkas [tooraks]
tibia	– scheenbeen [tiebie-jaa]
ulna	– ellepijp
vertebra	– wervel
vertebrae cervicales	– halswervels [vèrtebree sèrviekaalès]
vertebrae lumbales	– lendenwervels
vertebrae thoracicae	– borstwervels [vèrtebree tooraasiekee]

■ **Vragen en opdrachten**
1. Wat is de functie van het skelet?
2. Wat is het verschil tussen been en kraakbeen?
3. Waar bevindt zich kraakbeen?
4. Welke beenderen vormen de hersenschedel?
5. Wat is een fontanel?

6. Uit welke beenderen bestaat de schoudergordel?
7. Uit welke beenderen bestaat de bekkengordel?
8. Wat is een epifysaire schijf?
9. Welke botten van arm en been zijn met elkaar te vergelijken?
10. Hoeveel wervels zijn er, hoe zijn ze te verdelen en hoe heten de bovenste twee wervels?

Spierstelsel

11.1 Inleiding – 122

11.2 Functies – 122

11.3 Bouw – 122
11.3.1 Dwarsgestreepte spier – 122
11.3.2 Functionele spiergroepen – 124
11.3.3 Prikkels – 125

11.4 Belangrijkste anatomische spiergroepen in ons lichaam – 125
11.4.1 Borstspieren – 125
11.4.2 Buikspieren – 126
11.4.3 Rugspieren – 127
11.4.4 Armspieren – 127
11.4.5 Beenspieren – 127
11.4.6 Spieren van het hoofd – 128

11.5 Woordenlijst – 128

© Bohn Stafleu van Loghum is een imprint van Springer Media B.V., onderdeel van Springer Nature 2021
G. H. Mellema, *Medische terminologie anatomie en fysiologie*, Basiswerk AG,
https://doi.org/10.1007/978-90-368-2578-8_11

11.1 Inleiding

In ▶ H. 2 werd het spierweefsel beschreven. In dit hoofdstuk komen de functies en bouw van de skeletspieren, de dwarsgestreepte spieren, aan bod. Daarna geven we een overzicht van de belangrijkste spiergroepen van ons lichaam en hun functies.

11.2 Functies

De taken van het spierstelsel zijn:
- bewegingen tot stand brengen (hierbij zijn de beenderen van het skelet de aangrijpingspunten);
- de normale houding van het lichaam handhaven (dit gebeurt samen met het skelet);
- weke delen beschermen (bijvoorbeeld organen in de buikholte);
- warmte produceren (bijvoorbeeld door te rillen bij koude).

11.3 Bouw

11.3.1 Dwarsgestreepte spier

Een skeletspier (*musculus*) is opgebouwd uit spierbundels. Om elke spierbundel ligt een laagje bindweefsel. De spierbundel bestaat uit spiervezels. Om de spier loopt een stevige schede van bindweefsel, een *spierfascie* (◘ fig. 11.1).

Aan de uiteinden van een spier zitten een of meer pezen (◘ fig. 11.2). Deze pezen (*tendines*, enkelvoud: *tendo*) bestaan uit sterk bindweefsel dat doorgroeit in de spierfascie. De pezen zijn bevestigd aan de skeletbeenderen. Een skeletspier heeft als taak een beweging tussen deze twee botten tot stand te brengen. Het ene bot beweegt dan ten opzichte van het andere.

De aanhechtingsplaats van de pees aan het *niet*-bewegende bot heet *origo* (oorsprong). De plaats waar de pees vastzit aan het bewegende bot, noemen we *insertio* (aanhechting). Een pees kan zich niet samentrekken, het skeletstuk wordt bewogen door het samentrekken van de spier.

Een pees loopt in een dubbele koker van bindweefsel, de *peesschede*. De binnenste laag van een peesschede heeft dezelfde bouw als de binnenbekleding van een gewricht. We noemen deze laag *synovia*. Door het afgescheiden synoviavocht kan de pees soepel in de peesschede bewegen.

Bloedvoorziening

Een spier verricht veel arbeid. Daarom moeten de aanvoer van brandstof en zuurstof en de afvoer van afvalstoffen goed geregeld zijn. Er is dan ook een uitgebreid capillairnet in de spieren aanwezig.

Innervatie

Om de spier goed te kunnen bewegen moeten er zenuwen van en naar de spiervezels lopen. De voorziening van de spier door zenuwen heet *innervatie*. *Sensorische innervatie* dient om de hersenen te laten weten wat de stand van de spiervezel is (*propriocepsis*). Bij

11.3 · Bouw

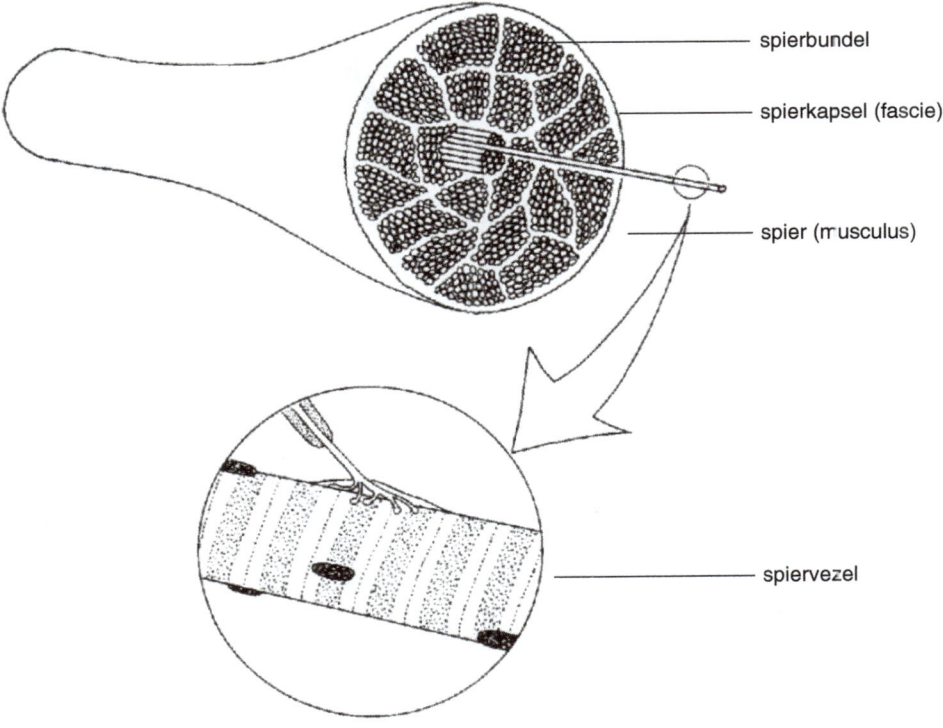

> **Figuur 11.1** De bouw van een spier

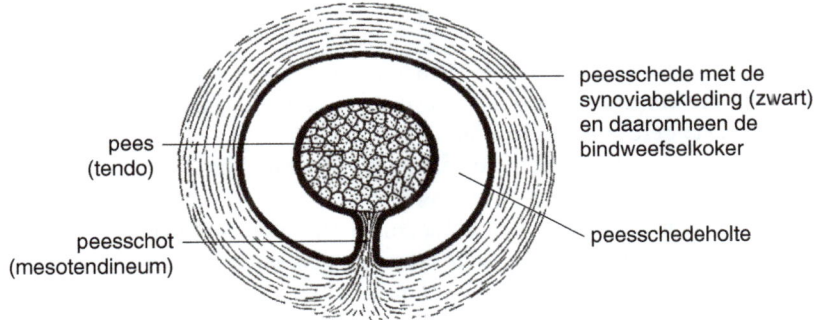

> **Figuur 11.2** Doorsnede van een pees en een peesschede

motorische innervatie geleiden zenuwvezels de prikkels die ervoor zorgen dat de spiervezels in beweging komen. Wanneer een spier een motorische prikkel ontvangt, trekken de vezels zich samen. Het gevolg is dat de spier korter en breder wordt; de pezen blijven even lang. De botstukken waaraan de spier verbonden is, gaan bewegen.

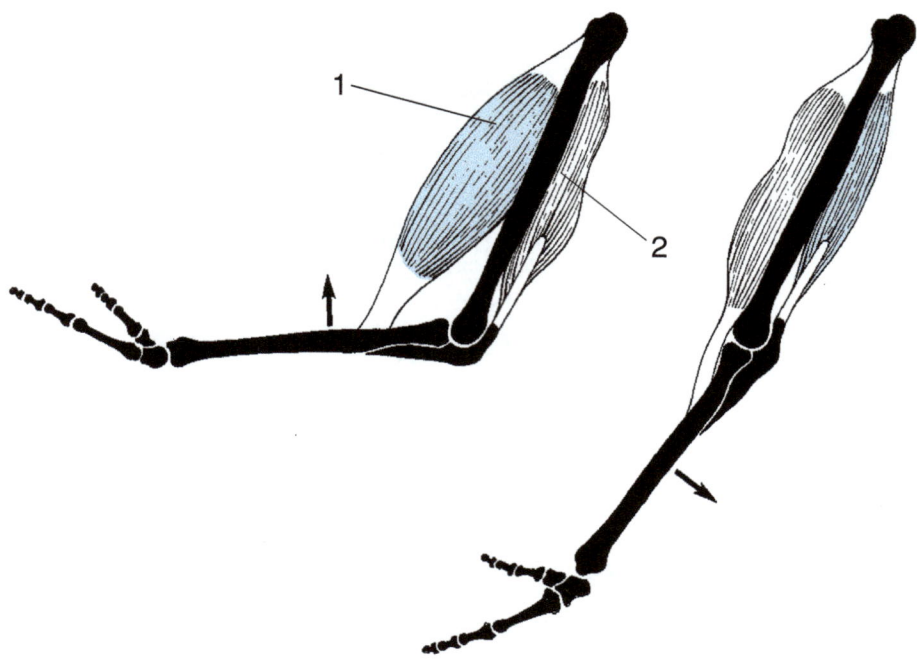

Figuur 11.3 Schematische weergave van de werking van antagonisten; links: het buigen van de elleboog: de musculus biceps brachii (1) wordt aangespannen, de musculus triceps brachii (2) is ontspannen; rechts: het strekken van de elleboog: de musculus biceps brachii is ontspannen, de musculus triceps brachii wordt aangespannen

11.3.2 Functionele spiergroepen

Om bijvoorbeeld de onderarm via de elleboog te buigen en weer te strekken zijn twee spieren nodig die elkaars tegenwerkers of *antagonisten* zijn (fig. 11.3). De ene spier buigt de arm, de andere strekt deze weer.

Om alle bewegingen te kunnen uitvoeren hebben we nodig:
- buig- en strekspieren: *flexoren* en *extensoren*;
- spieren die een arm of been naar (adductie) en van (abductie) het lichaam brengen (gerekend vanaf de mediaanlijn): *adductoren* en *abductoren*;
- spieren die naar binnen (endorotatie) of naar buiten (exorotatie) draaien: *endorotatoren* en *exorotatoren*.

Soms hebben twee spieren dezelfde taak en versterken ze elkaars werking. We noemen deze spieren *synergisten*. Een voorbeeld is het draaien van de schouder. Deze taak wordt door een aantal spieren uitgevoerd, die hier dus samenwerken.

11.3.3 Prikkels

Een spier reageert op een prikkel die via de motorische zenuw wordt toegediend. Ook op bijvoorbeeld warmte, kou, elektriciteit of andere prikkels kan een spier reageren. Een spier verslapt nooit helemaal. Normaal gesproken is een deel van de vezels van een spier in rust, terwijl een ander deel zich samentrekt. De spiervezels zijn beurtelings in rust of op spanning. De spier als geheel kent dus altijd een basisspanning, de *spiertonus* genoemd.

Spierkramp (vaak: kramp) is het onwillekeurig plotseling pijnlijk samentrekken van de vezels van spieren. Kramp kan verschillende oorzaken hebben. Bekend is kramp tijdens sporten. Door de zware belasting van de spieren treedt verzuring op: de snelle verbranding zorgt ervoor dat veel melkzuur zich in de spier ophoopt en de kramp veroorzaakt. Andere mogelijke oorzaken van spierkramp zijn: een verkeerde zithouding, een tekort aan magnesium, calcium, zout of glucose, dehydratie, te sterke afkoeling van de spieren (bijvoorbeeld bij zwemmers), ziekte of vergiftiging.

11.4 Belangrijkste anatomische spiergroepen in ons lichaam

Spieren werken vaak groepsgewijs samen. De (dwarsgestreepte) spieren kunnen in de volgende groepen worden verdeeld (◘ fig. 11.4).

11.4.1 Borstspieren

Hiertoe behoren onder andere:
- *musculus pectoralis major* (grote borstspier):
  - loopt van sternum naar humerus en brengt de arm in adductie (zijwaarts gebogen arm gaat voor de borst).
- *musculus pectoralis minor* (kleine borstspier):
  - loopt van de bovenste costae naar de scapula en trekt de scapula tegen de romp.
- *musculi intercostales* (tussenribspieren):
  - vullen de ruimten tussen de costae;
  - zorgen voor het heffen en dalen van de thorax bij de ademhaling.
- *diafragma* (middenrif):
  - deze spier is de grens tussen de thorax en het abdomen;
  - het diafragma zit vast aan de onderste ribben, het onderste deel van het sternum en aan enkele vertebrae lumbales;
  - in het diafragma bevinden zich openingen voor de oesofagus, de aorta, de vena cava inferior en de ductus thoracicus (een groot lymfvat).

Men onderscheidt bij deze spieren de ademhalingsspieren, namelijk het diafragma en de musculi intercostales, en de hulpademhalingsspieren, die bestaan uit een aantal halsspieren en buikwandspieren.

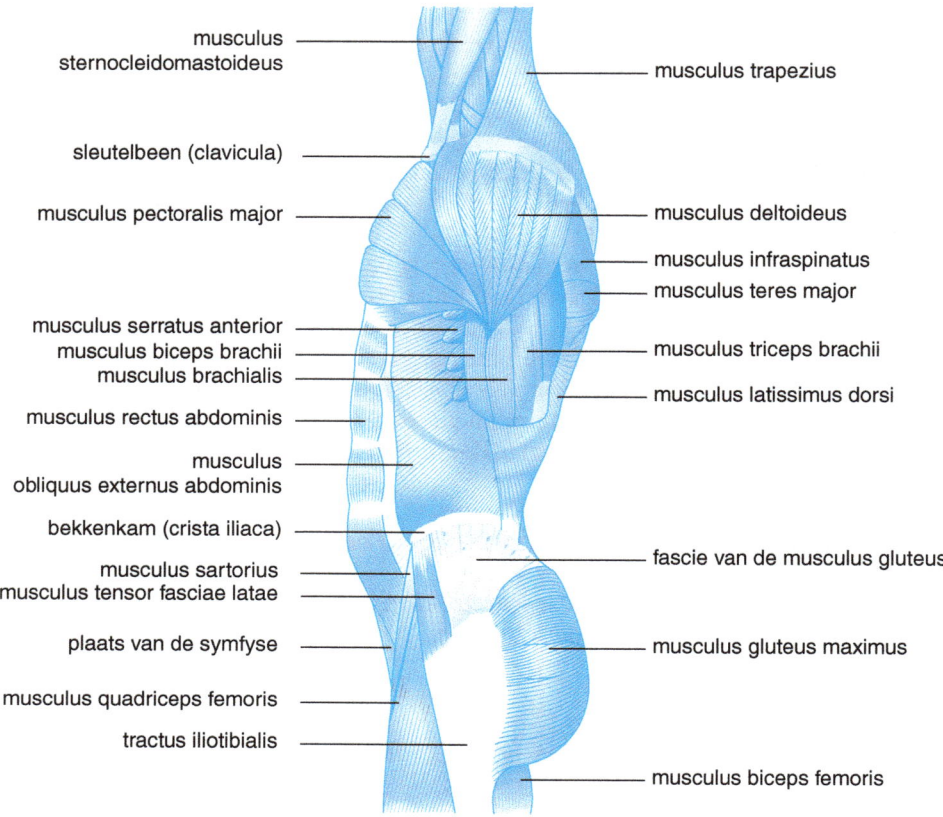

◘ **Figuur 11.4** De spieren van romp, bovenarm en heup (zijaanzicht)

11.4.2 Buikspieren

De buikspieren vormen een soort spierkorset om de buikholte heen. Ze beschermen de inwendige organen. Als de buikspieren samentrekken, wordt de druk in de buikholte groter. Dit is onder andere te merken wanneer de buikspieren gaan meedoen bij de ademhaling, maar ook bij het persen op het toilet en tijdens de bevalling. Om het grootste effect te krijgen liggen de buikspieren in lagen over elkaar heen; van elke spier lopen de vezels anders.

Tot de buikspieren behoren onder andere:
- de *musculus rectus abdominis* (rechte buikspier) loopt in twee delen van boven naar beneden;
- de *musculus obliquus externus abdominis* (buitenste schuine buikspier); de spiervezels van deze spier lopen overdwars;
- de *musculus obliquus internus abdominis* (binnenste schuine buikspier); ook van deze spier lopen de spiervezels overdwars;
- de *musculus transversus abdominis* (dwarse buikspier); de spiervezels van deze spier lopen horizontaal.

De bekkenbodemspieren begrenzen de buikholte aan de onderkant; de voornaamste bekkenbodemspier is:
- de *musculus levator ani* (anusheffer).

11.4.3 Rugspieren

Tot de rugspieren behoren onder andere:
- de *musculus latissimus dorsi* (brede rugspier) is de grootste rugspier en hecht zich aan de doornuitsteeksels van de wervels.
- de *musculus trapezius* (monnikskapspier) loopt van de schedelbasis tot aan het midden van de rug.

11.4.4 Armspieren

De belangrijkste armspieren zijn:
- de *musculus biceps brachii* (tweehoofdige armspier) loopt van de scapula naar de radius; de biceps zorgt voor het heffen van de arm en voor flexie van de onderarm;
- de *musculus triceps brachii* (driehoofdige armspier) loopt van de scapula en humerus naar de ulna en laat de onderarm strekken;
- de *musculus deltoideus* (deltaspier) gaat van de clavicula en top van de schouder naar de humerus, bedekt als het ware het schoudergewricht en heft de arm naar voren en opzij;
- allerlei flexoren en extensoren van de vingers (in de onderarm).

11.4.5 Beenspieren

We kennen de volgende beenspieren:
- De *musculus gluteus maximus* (grote bilspier) is de grootste spier in ons lichaam; hij loopt van de achterkant van het os ilium naar de achterkant van het femur. De functie van de musculus gluteus maximus is het overeind houden van het bekken en de romp wanneer de mens rechtop staat. Bij iemand die zit en wil opstaan, zal deze extensorspier het femur en de romp in één lijn krijgen door te contraheren.
- De *musculus psoas* (lendenspier) is de antagonist van de musculus gluteus maximus; hij loopt van de voorkant van de lumbale vertebrae naar de voorkant van het femur. De functie is dus: het buigen (flexie) van het femur in het heupgewricht.
- De *musculus biceps femoris* (tweehoofdige dijbeenspier) loopt van de achterkant van het bovenbeen naar het kopje van de fibula en flecteert (buigt) het onderbeen.
- De *musculus quadriceps femoris* (vierhoofdige dijbeenspier) laat het onderbeen strekken in de knie. De knieschijf ligt ingebed in de pees van deze spier.
- De *musculus gastrocnemius* (oppervlakkige kuitspier) heeft de origo aan de achterkant van het femur en eindigt in de achillespees.
- Diverse flexoren en extensoren van de voet en tenen.

11.4.6 Spieren van het hoofd

De spieren die aan de schedel zijn bevestigd, zijn in twee groepen te verdelen:
- De mimische spieren zorgen voor de gelaatsuitdrukking, zoals het rimpelen van het voorhoofd; ze bevinden zich links en rechts van de mediaanlijn, behalve de mondkringspier.
- De kauwspieren laten de mandibula ten opzichte van de maxilla bewegen in het kaakgewricht. De belangrijkste kauwspieren zijn:
    - de *musculus masseter* ontspringt aan het os zygomaticum en hecht zich aan de mandibula;
    - de *musculus temporalis* ontspringt aan het os temporale en hecht zich aan de mandibula.

11.5 Woordenlijst

In ▶ H. 1 zijn algemene regels voor de uitspraak van Latijnse woorden gegeven. In deze woordenlijst vind je nog extra aanwijzingen voor een juiste uitspraak:
- Een onderstreping betekent dat de klemtoon op de onderstreepte klinker ligt, bijvoorbeeld: erytrocyt.
- Een 'woord' tussen rechte haken geeft (bij benadering) de letterlijke uitspraak van de medische term, bijvoorbeeld: [eerietroosiet].

abductoren	– spieren die een bepaald deel van het lichaam van het lichaam af bewegen
adductoren	– spieren die een bepaald deel van het lichaam naar het lichaam toe bewegen
antagonisten	– spieren met een tegenovergestelde werking
contractie	– samentrekking [kontraksie]
extensoren	– strekspieren
fascie	– peesblad; peesvlies dat de spier omhult [fassie]
flexoren	– buigspieren
innervatie	– voorziening van weefsel met zenuwen
insertio	– aanhechting; aanhechting van de spierpees aan het beweeglijke skeletdeel [insèrtie-joo]
musculus	– spier
origo	– oorsprong; aanhechting van de spierpees aan het niet-beweeglijke skeletdeel
propriocepsis	– positiezin; vermogen om de positie van eigen lichaamsdelen waar te nemen
spiertonus	– spanningstoestand van een spier
synovia	– gewrichtssmeer [sienoovie-jaa]
tendo	– pees (meervoud: tendines)
abdomen	– buik

11.5 · Woordenlijst

bekkenbodemspieren	– spieren die de onderkant van de buikholte vormen
musculus levator ani	– anusheffer
musculus obliquus externus abdominis	– buitenste schuine buikspier [obliekus èkstèrnus]
musculus obliquus internus abdominis	– binnenste schuine buikspier [obliekus]
musculus rectus abdominis	– rechte buikspier [rèktus]
musculus transversus abdominis	– dwarse buikspier
bovenste extremiteit	– boven- en onderarm
antebrachium	– onderarm [antebragie-jum]
brachium	– bovenarm
musculus biceps (brachii)	– tweehoofdige armspier; loopt van schouderblad naar spaakbeen (voorkant) [biesèps bragie-ie]
musculus deltoideus	– deltaspier, van sleutelbeen naar bovenarm [dèltoo-iede-jus]
musculus triceps (brachii)	– driehoofdige armspier; loopt van schouderblad en bovenarm naar ellepijp (achterkant)
dorsum	– rug
musculus latissimus dorsi	– brede rugspier; hecht aan de borst- en lendenwervels
musculus trapezius	– monnikskapspier
facies	– gelaat [faasies]
mimische spieren	– gelaatsspieren
musculus masseter	– wangkauwspier
musculus temporalis	– slaapkauwspier
onderste extremiteit	– boven- en onderbeen
musculus biceps femoris	– tweehoofdige dijbeenspier; loopt van de achterkant van het bekken naar het kuitbeen [bieseps]
musculus gastrocnemius	– oppervlakkige kuitspier; loopt van de achterkant van het dijbeen via de achillespees naar de hiel [gastrokneemie-jus]
musculus gluteus maximus	– grote bilspier; loopt van de achterkant van het darmbeen naar de achterkant van het dijbeen [gluutee-jus maksiemus]
musculus psoas	– lendenspier; loopt van de voorkant van de lendenwervels naar het dijbeen [psoo-as]
musculus quadriceps femoris	– vierhoofdige dijbeenspier; loopt van het dijbeen naar de voorkant van het scheenbeen; in de pees ligt de knieschijf [kwaadriesèps]
thorax	– borstkas [tooraks]
diafragma	– middenrif [dijaafragmaa]
musculi intercostales	– tussenribspieren [interkostaalès]
musculus pectoralis major	– grote borstspier [pèktoraalis]
musculus pectoralis minor	– kleine borstspier [pèktoraalis]

Vragen en opdrachten

1. Hoe is een spier opgebouwd?
2. Wat versta je onder een dwarsgestreepte spier?
3. Omschrijf de bewegingsmogelijkheden in het schoudergewricht.
4. Geef een voorbeeld van twee antagonistisch werkende spieren.
5. Waarom liggen er zo veel lagen abdominale musculi in de buikwand?
6. Wat is de taak van het diafragma?
7. Waardoor kan spierkramp ontstaan?
8. Noem enkele spieren die voor flexie zorgen.
9. Noem enkele spieren die extensie bewerkstelligen.

Zenuwstelsel

12.1 Inleiding – 132

12.2 Willekeurige zenuwstelsel, bouw en functies – 132
12.2.1 Zenuw – 132
12.2.2 Ruggenmerg – 133
12.2.3 Hersenstam – 136
12.2.4 Hersenvliezen – 138
12.2.5 Liquor cerebrospinalis – 138
12.2.6 Bloedvoorziening – 139
12.2.7 Grote hersenen – 139
12.2.8 Kleine hersenen – 141

12.3 Onwillekeurige zenuwstelsel, bouw en functies – 142

12.4 Woordenlijst – 142

© Bohn Stafleu van Loghum is een imprint van Springer Media B.V., onderdeel van Springer Nature 2021
G. H. Mellema, *Medische terminologie anatomie en fysiologie*, Basiswerk AG,
https://doi.org/10.1007/978-90-368-2578-8_12

12.1 Inleiding

Het zenuwstelsel bestaat uit een deel dat aan onze wil gehoorzaamt en een deel dat zich niet door onze wil laat beïnvloeden. We kunnen bijvoorbeeld onze armen en benen bewegen als we dat willen, maar het ritme van ons hart kunnen we niet met onze wil beïnvloeden. We kunnen dus onderscheid maken tussen:
- Het *willekeurige zenuwstelsel*. Dit zenuwstelsel staat onder invloed van onze wil. Alleen dieren (waaronder mensen) hebben een wil en daarom spreken we ook wel van het animale zenuwstelsel.
- Het *onwillekeurige zenuwstelsel* of *autonome zenuwstelsel*. Dit zenuwstelsel werkt buiten onze wil om en wordt ook wel het vegetatieve zenuwstelsel genoemd.

Een andere indeling van het zenuwstelsel is naar de ligging:
- Het *centrale* zenuwstelsel bestaat uit de hersenen en het ruggenmerg.
- Het *perifere* zenuwstelsel omvat de zenuwen die buiten de schedel en het wervelkanaal liggen.

12.2 Willekeurige zenuwstelsel, bouw en functies

Het willekeurige zenuwstelsel bestaat uit drie delen:
- de zenuwen die door het lichaam lopen;
- het ruggenmerg of *medulla spinalis*;
- de hersenen, die weer bestaan uit:
    - grote hersenen (*cerebrum*);
    - kleine hersenen (*cerebellum*);
    - hersenstam (*truncus encephali* of *truncus cerebri*).

12.2.1 Zenuw

Een motorische zenuwcel (*neuron*) bestaat uit een kern, met aan de ene kant korte, sterk vertakte uitlopers (*dendrieten*) en aan de andere kant een lange uitloper (*axon*); een sensorische zenuwcel (ook wel sensibele zenuwcel genoemd) heeft een kort axon en lange dendriet. De dendrieten staan in contact met andere zenuwcellen om prikkels te verzamelen. De lange (soms heel erg lange) uitloper (*axon*) is omgeven door een isolerende mantel (*schede van Schwann*, zie ◘ fig. 2.8). Tussen de cellen die de schede van Schwann vormen, zitten insnoeringen, knopen genoemd. Een prikkel die zich door een zenuwuitloper verplaatst, 'springt' van knoop naar knoop. Deze prikkelgeleiding gaat met een snelheid van ongeveer 60 meter per seconde (dit is 216 kilometer per uur!)

De prikkel van een zenuw wordt via een chemische reactie overgedragen op een andere zenuwcel, op een spiercel of op een orgaan. De plaats waar deze overdracht plaatsvindt, heet de *synaps*.

De functie van een zenuwcel is dus:
- prikkels geleiden;
- prikkels overdragen op een andere zenuwcel, op een spier, of op een orgaan.

12.2 · Willekeurige zenuwstelsel, bouw en functies

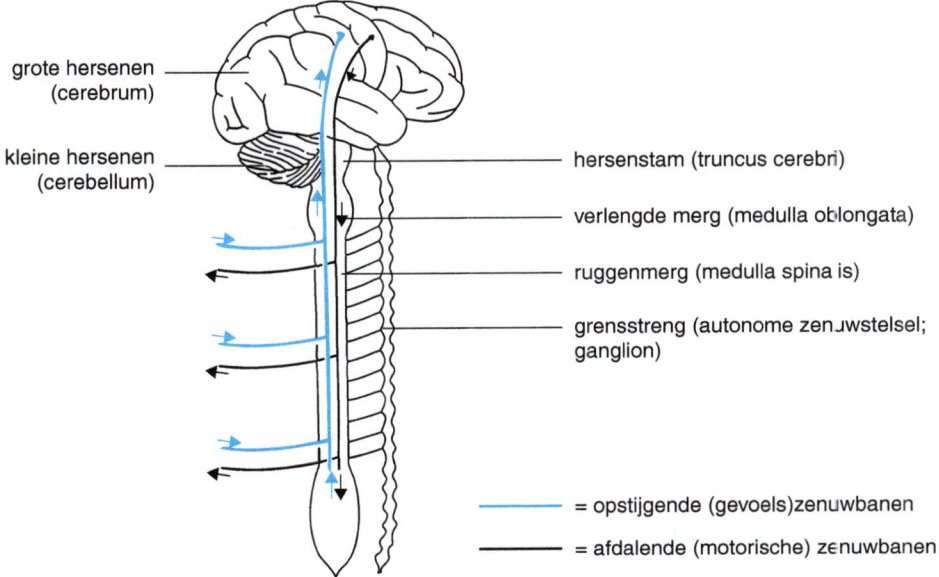

Figuur 12.1   Het zenuwstelsel

De functie van het zenuwstelsel is:
- prikkels opvangen, registreren en geleiden;
- prikkels verwerken (bewust en onbewust);
- op prikkels reageren;
- prikkels coördineren;
- psychische activiteiten;
- basale levensfuncties reguleren, zoals ademhaling, hartslag en bloeddruk.

Een zenuw (*nervus*) bestaat uit een bundeling van axonen. Een zenuw kan een signaal van buiten dat door een zintuig wordt opgevangen, omzetten in een prikkel. Die prikkel wordt vervolgens naar het ruggenmerg geleid en dan verder naar de hersenen.

De zenuwen die informatie ontvangen van de zintuigen en deze doorgeven naar de hersenen, heten *sensorische zenuwen* (gevoelszenuwen; in dit boek gebruiken we beide synoniemen: *sensorisch* en *sensibel*); in het ruggenmerg heten ze *sensibele banen*. Deze zenuwen geven signalen van de hersenen door, maar kunnen ook direct informatie van zintuigen omzetten in reflexen.

Zenuwen die vanuit de hersenen (vaak als reactie op een sensibele prikkel) een prikkel naar (meestal) de spieren verzenden, heten *motorische zenuwen*; in het ruggenmerg heten ze *motorische banen*. Ze brengen het lichaam in beweging. Buiten het ruggenmerg worden motorische en sensibele prikkels vaak in één zenuw gebundeld.

12.2.2 Ruggenmerg

De motorische zenuwen lopen vanuit het ruggenmerg en de sensorische zenuwen lopen naar het ruggenmerg toe (fig. 12.1).

Aan de dorsale zijde komen uitlopers van de sensorische zenuwcellen bij elkaar in sensorische zenuwen. De verdikkingen in deze zenuwen worden gevormd door een opeenhoping van celkernen van sensorische zenuwcellen. Deze verdikkingen noemen we spinale ganglia.

De motorische zenuwcel gaat aan de ventrale zijde het ruggenmerg uit.

Zoals te zien is op ◘ fig. 12.2 bevindt zich in het ruggenmerg een vlindervormig patroon van een andere (grijze) kleur. Het weefsel dat om dit patroon ligt, is wit. Dit komt doordat het axon omgeven is door een soort isolatielaag, de *myelineschede*, die wit is. De verdikking van de cel, waar de schakelingen plaatsvinden, is grijs, omdat hier de celkernen liggen. Dit is ook de reden dat de buitenkant van de hersenen, waar de cellen liggen, grijs is. Daar liggen dus onze 'grijze hersencellen'. Op de overschakelplaatsen (schakelstations) worden prikkels doorgegeven. In de grijze stof wordt ook informatie bewaard (in de grote hersenen).

Binnen In de vlindervormige grijze stof in het ruggenmerg ligt het centrale kanaal, dat gevuld is met vloeistof (*liquor cerebrospinalis*). Deze vloeistof bevindt zich ook in de ruimte om het ruggenmerg en om de hersenen heen.

In het ruggenmerg lopen allerlei sensorische en motorische banen naar en van de hersenen. Een van de belangrijkste motorische banen is de *piramidebaan*: deze heeft als bijzonder kenmerk dat hij kruist in het verlengde merg (*medulla oblongata*). Iemand met een beschadiging van motorische cellen links in de hersenen is dus rechts verlamd, en omgekeerd.

Het ruggenmerg loopt door tot de derde lendenwervel (L3). Daar splitst het ruggenmerg zich in afzonderlijke zenuwen die nog een stukje door het wervelkanaal lopen, en zich daarna buiten de wervelkolom opnieuw formeren tot afzonderlijke spinale zenuwen die de benen verzorgen. Dit laatste deel van de binnen het wervelkanaal gelegen zenuwen noemen we de paardenstaart (*cauda equina*).

In het ruggenmerg bevinden zich enkele centra van het autonome zenuwstelsel.

De taak van het ruggenmerg is:

- prikkels uit de buitenwereld via de spinale zenuwen geleiden naar de hersenen (*sensorisch*);
- prikkels van de hersenen naar de grijze stof in het ruggenmerg en via de spinale zenuwen naar de spieren geleiden (*motorisch*);
- reflexen tot stand brengen.

Prikkelgeleiding

Een sensorische (spinale) zenuw ontvangt de prikkel vanuit allerlei sensoren van zintuigen die zich overal in het lichaam bevinden, zoals tastlichaampjes in de huid (◘ fig. 12.2). Deze prikkels komen samen in een sensorische zenuw. Via de *achterhoorn* komt de informatie (prikkel) terecht in het ruggenmerg. Hier wordt overgeschakeld op een sensorische zenuwbaan naar de hersenen. Via de hersenstam wordt de informatie vervoerd naar de hersenschors (*cortex cerebri*), waar in de grijze stof de overschakeling plaatsvindt op de motorische zenuwbaan, zodat een passend antwoord op de sensorische prikkel kan worden gegeven. De hersenen geven de bewuste opdracht aan bijvoorbeeld een bepaalde spier of een aantal samenwerkende spieren om iets uit te voeren. Die opdracht loopt via de motorische baan (*piramidebaan*) naar een motorische zenuw in de motorische voorhoorn van het ruggenmerg, en vandaar naar de betreffende spier(en).

12.2 · Willekeurige zenuwstelsel, bouw en functies

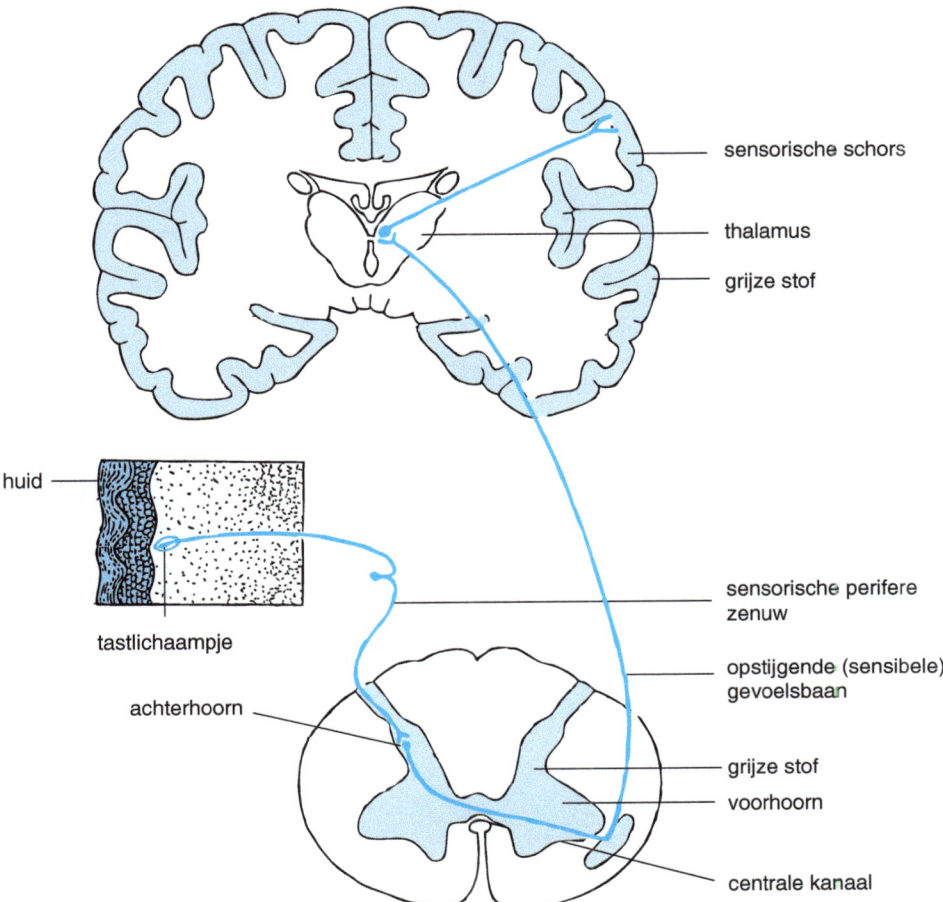

◼ **Figuur 12.2** Schematische voorstelling van het verloop van de gevoelsprikkels, met een doorsnede van het frontale vlak van de hersenen en van het transversale vlak van het ruggenmerg

Reflex

Een reflex is een prikkel die het ruggenmerg binnentreedt via de sensorische achterhoorn en die meteen wordt overgeschakeld op een motorische zenuwcel die het ruggenmerg weer verlaat via de motorische voorhoorn (◼ fig. 12.3). Hierbij wordt de bewustwording van de prikkel niet (of pas later) opgevangen in de hersenen, omdat er een directe schakeling plaatsvindt. Zo is een kniepeesreflex op te wekken zonder dat we daar iets van merken. Een terugtrekreflex treedt onmiddellijk op als we ons dreigen te verbranden aan iets wat heel heet is. Pas later zijn we ons bewust van het gevaar. Een reflex beschermt het lichaam tegen beschadigende factoren van buitenaf. De kniepeesreflex en de ooglidreflex zijn bekende voorbeelden van kunstmatig op te wekken reflexen die worden gebruikt bij de diagnostiek van zenuwafwijkingen.

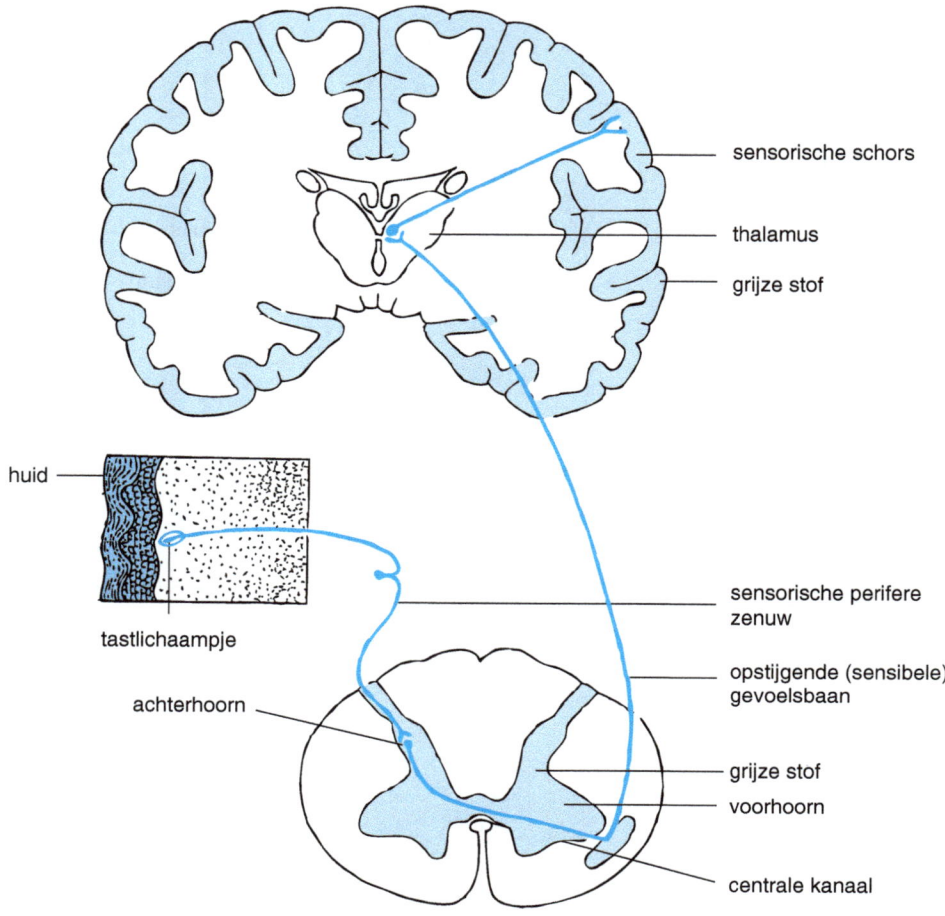

■ Figuur 12.3 Schema van een reflexbaan, met een transversale doorsnede van het ruggenmerg

12.2.3 Hersenstam

De hersenstam is het deel van de hersenen dat we overhouden als de grote en kleine hersenen verwijderd zijn (■ fig. 12.1). De hersenstam omvat ook de *hypothalamus* en het verlengde merg (*medulla oblongata*). De hypothalamus is een zeer belangrijk schakel- en regelcentrum. Het bestaat uit verschillende kernen voor onder andere het constant houden van het milieu intérieur. De hypothalamus reguleert alle autonome en hormonale processen in het lichaam (de lichaamstemperatuur, de koolhydraathuishouding, de water- en zouthuishouding, de groei en voortplanting enzovoort). In de hersenstam bevinden zich verder enkele kernen die van direct levensbelang zijn, zoals het ademcentrum. Vanuit de hersenstam gaan verbindingen naar de grote en kleine hersenen. Het deel van de hersenstam dat zorgt voor het contact tussen de grote en kleine hersenen wordt de *pons* genoemd.

12.2 · Willekeurige zenuwstelsel, bouw en functies

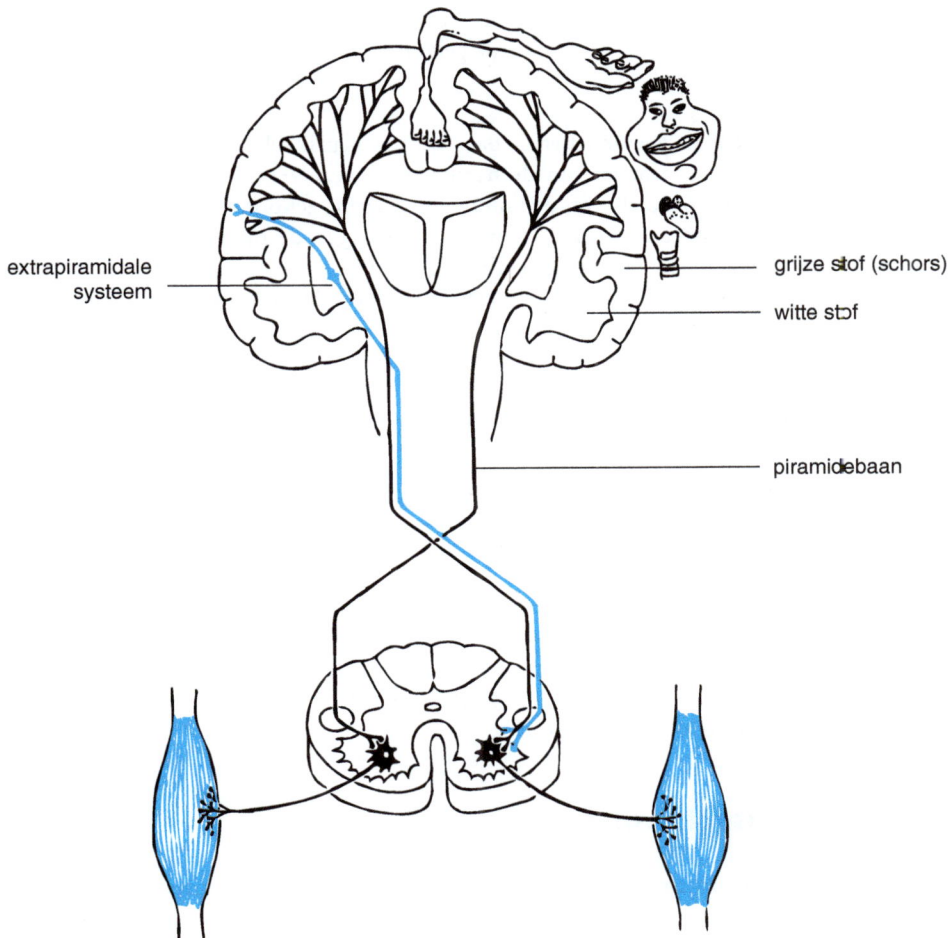

Figuur 12.4 Schematische voorstelling van het verloop van het piramidale en extrapiramidale systeem, met een transversale doorsnede van het ruggenmerg en een frontale doorsnede van de hersenen

Onderaan de hersenen bevindt zich de *hypofyse*, een hormoonklier die andere hormoonproducerende klieren aanstuurt, en zelf ook hormonen produceert. De hypofyse heeft een diameter van circa 1 centimeter en weegt 0,5 tot 1 gram. De hypofyse ontvangt impulsen via verbindingen met de *hypothalamus*.

De motorische baan die van het rechterdeel van het cerebrum komt, kruist in het verlengde merg naar links, en omgekeerd. De kruising van deze *piramidebaan* heet de *piramidekruising* (fig. 12.4).

De hersenstam speelt een rol bij:
- de geleiding van impulsen van het ruggenmerg naar het cerebrum of cerebellum (sensorisch);
- de geleiding van impulsen van het cerebrum en cerebellum terug naar het ruggenmerg (motorisch);
- reflexen die ontstaan in het hoofd-halsgebied;

- de regulering van primaire lichaamsprocessen, zoals de ademhaling;
- het autonome zenuwstelsel, verschillende geleidingsbanen van dit stelsel ontspringen hier.

In het hoofd-halsgebied geleiden twaalf paar zenuwen prikkels, zowel sensorische als motorische, rechtstreeks naar en van de hersenstam. Deze zenuwen, die we hersenzenuwen noemen, geven prikkels van de zintuigen (gezicht, gehoor, reuk en smaak) door aan de hersenen. Ze zorgen voor het evenwicht, verzorgen de mimische spieren in het gezicht, evenals het kauwen en de oogspierbewegingen.

De zwervende zenuw (*nervus vagus*) heeft invloed op de werking van de organen in de borst- en buikholte, zoals het hart, de longen, de maag en de darmen.

12.2.4 Hersenvliezen

- Om de hersenen (en om het ruggenmerg) liggen drie vliezen, de *meningen* (enkelvoud: meninx).
- Het buitenste vlies (*dura mater*) bedekt het wervelkanaal en de binnenkant van de schedel.
- Het middelste vlies (*arachnoidea* of *spinnenwebvlies*) ligt tegen de dura mater aan.
- Het binnenste vlies (*pia mater*) ligt tegen het ruggenmerg en de hersenen aan.
- Tussen de meningen en de hersenen en het ruggenmerg bevindt zich een ruimte waarin zich de *liquor cerebrospinalis* bevindt. Zowel de hersenen als het ruggenmerg zweven als het ware in deze vloeistof.

12.2.5 Liquor cerebrospinalis

De hersen- en ruggenmergvloeistof (*liquor cerebrospinalis*) wordt gevormd in vier ruimten in de hersenen, *ventrikels* geheten. Vanuit één van die ventrikels is er een opening naar de ruimte om de hersenen, waardoor de liquor om de hersenen en het ruggenmerg kan circuleren (fig. 12.5). Per dag wordt ongeveer 500 ml hersenvocht aangemaakt. De liquorcirculatie zelf betreft 150 ml, wat betekent dat het hersenvocht drie keer per dag wordt ververst. De chemische samenstelling van liquor komt voor een groot deel overeen met die van bloedplasma, maar liquor bevat veel minder eiwitten. Liquor wordt voor diagnostische doeleinden gebruikt (bijvoorbeeld voor het aantonen van een bloeding, een infectie enzovoort). Het vocht wordt dan afgetapt met een holle naald uit de ruimte in de wervelkolom waar geen ruggenmerg meer zit, dus op een niveau onder de derde lendenwervel (L3). Dit heet een lumbaalpunctie.

Doordat de liquor om het gehele centrale zenuwstelsel circuleert, beschermt het vocht deze gevoelige structuren tegen plotselinge schokken.

12.2 · Willekeurige zenuwstelsel, bouw en functies

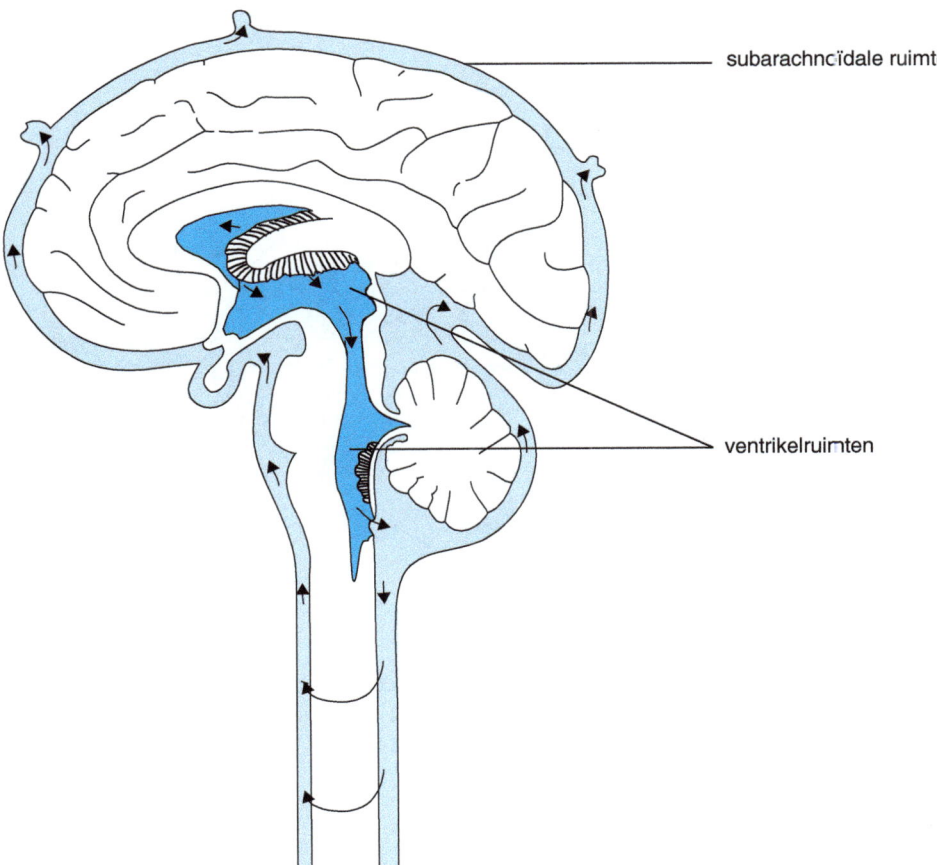

◘ **Figuur 12.5** Schematische voorstelling van de liquorcirculatie in het centrale zenuwstelsel, met een mediane doorsnede van het centrale systeem

12.2.6 Bloedvoorziening

Het centrale zenuwstelsel wordt van bloed voorzien via de linker- en rechterhalsslagader (*arteria carotis*) en de linker- en rechterwervelslagader (*arteria vertebralis*). In de hals kunnen we via de arteria carotis het hart goed voelen kloppen (*pulseren*).

12.2.7 Grote hersenen

Via twee stelen zijn de grote hersenen (*cerebrum*) verbonden met de hersenstam. Het cerebrum bestaat uit twee hersenhelften (*hemisferen*), die ook onderling met elkaar verbonden zijn door de hersenbalk (*corpus callosum*).

De hersenbalk vormt de hoofdverbinding tussen beide hersenhelften en zorgt ervoor dat de informatie in beide hersenhelften terechtkomt, waardoor bijvoorbeeld een foto, die alleen door de rechterhemisfeer is 'gezien', ook door de linkerhemisfeer direct wordt herkend.

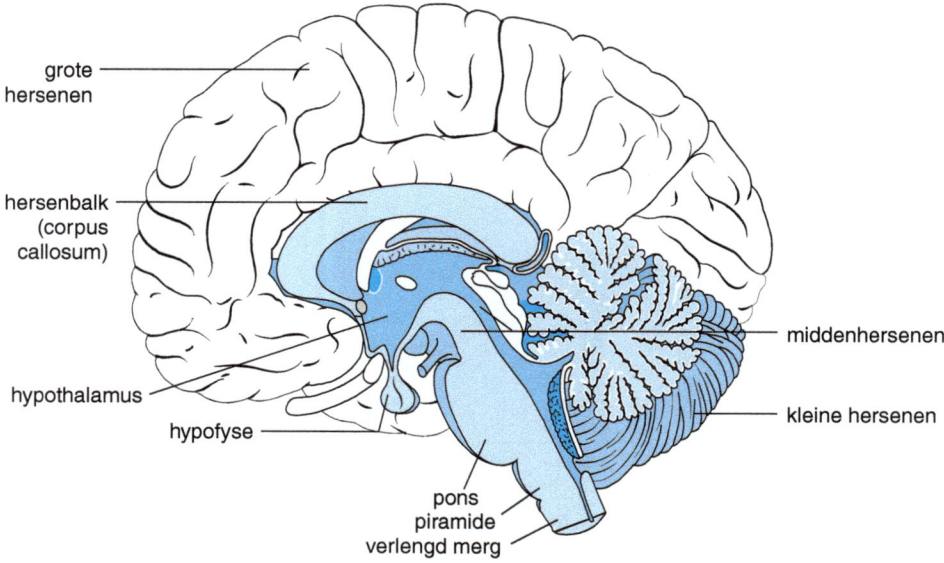

◘ **Figuur 12.6** Mediane doorsnede door de hersenen

Het cerebrum heeft aan de buitenkant enorm veel plooien; dit zorgt voor een groot oppervlak. Hier bevinden zich de grijze cellen die de schakelingen verzorgen, onder andere tussen sensorische en motorische prikkels (◘ fig. 12.6).

Functies

De hersenen zijn als volgt in te delen (◘ fig. 12.7).
- Een motorisch schorsveld, met:
  - primaire motorische centra die verantwoordelijk zijn voor de bewegingen van de skeletspieren;
  - secundaire centra die bijvoorbeeld zorgen voor de spraak door middel van spieren van de kaak, tong en mond. Ook het schrijfcentrum, verantwoordelijk voor de heel fijne motoriek bij het schrijven, is zo'n secundair centrum.
- Een sensorisch schorsveld, met:
  - primaire sensorische centra, zoals het gezichtscentrum en het gehoorcentrum;
  - secundaire sensorische centra, die de sensorische boodschap van het primaire centrum interpreteren.

Voorbeelden
- Bij beschadiging van het oog of de oogzenuw ziet de patiënt niets meer. Hij is blind, want het oog geeft geen sensorische prikkels meer door.
- Bij beschadiging van het primaire sensorische centrum ziet de patiënt ook niets meer. Het oog geeft wel prikkels door, maar de hersenschors kan ze niet ontvangen en verwerken. Dit noemen we schorsblindheid.

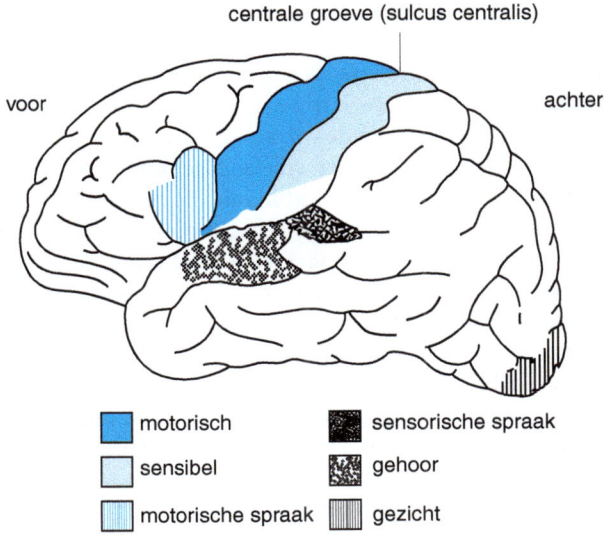

Figuur 12.7 Schema van enkele motorische en sensorische centra in de grote hersenen

- Bij beschadiging van het secundaire sensorische gezichtscentrum geeft het oog prikkels door die door de hersenschors ook wel worden ontvangen en verwerkt, maar de patiënt kan deze visuele prikkels niet interpreteren en kan er dus niets mee. Dit noemen we zielsblind.
- Alle gezichtscentra hebben verbindingen met elkaar, zodat uit alle waarnemingen een goede motorische reactie kan ontstaan. Zo kan ook datgene wat is waargenomen, worden herkend en onthouden en kan er eventueel later op worden gereageerd. Ook is een reactie in de vorm van gevoelens mogelijk, zoals liefde.

12.2.8 Kleine hersenen

De kleine hersenen (*cerebellum*) hebben ook verbindingen met de hersenstam en vandaar met het cerebrum en de ruggenmergbanen. De kleine hersenen zorgen voor de coördinatie en het nauwkeurig afstellen van alle bewegingen (zogenoemde 'finetunen'), zodat we bijvoorbeeld een kop koffie kunnen oppakken en er niet naast grijpen, dat we het naar onze mond kunnen brengen zonder te morsen en het weer rustig kunnen neerzetten, zonder het kopje te breken. Bij uitval van de kleine hersenen zijn alle bewegingen onsamenhangend.

12.3 Onwillekeurige zenuwstelsel, bouw en functies

Het onwillekeurige (*autonome*) zenuwstelsel werkt – de naam zegt het al – *onwillekeurig*. Het werkt dus onafhankelijk van de wil, in tegenstelling tot het willekeurige (centrale) zenuwstelsel, dat wél onder invloed van de wil staat.

In ▶ par. 12.2 hebben we gezien dat het willekeurige zenuwstelsel reageert op de buitenwereld en bewust impulsen doorgeeft. Het *autonome zenuwstelsel* regelt functies van het lichaam die niet direct de relatie van de mens met de buitenwereld bepalen, maar noodzakelijk zijn voor de instandhouding van het lichaam, zoals de bloedsomloop, ademhaling, spijsvertering, uitscheiding en stofwisseling. Ook regelt het autonome zenuwstelsel de aanpassing aan de behoeften van het lichaam.

De twee zenuwstelsels beïnvloeden elkaar nadrukkelijk en werken samen. Het autonome zenuwstelsel werkt in de schaduw van het centrale zenuwstelsel. Door onbewuste beïnvloeding kan het autonome zenuwstelsel de werking van organen aanpassen aan de eis die het lichaam op dat moment stelt. Ook het hormoonstelsel heeft hierin een functie. Dit stelsel werkt dan ook nauw samen met het autonome zenuwstelsel.

Het autonome zenuwstelsel is te verdelen in het:
- sympathische zenuwstelsel;
- parasympathische zenuwstelsel.

Het sympathische en parasympathische zenuwstelsel werken tegengesteld (antagonistisch) aan elkaar. Ze houden elkaar in evenwicht. Wanneer de werking van een orgaan door het ene stelsel geremd wordt, werkt het andere stelsel versnellend op dit orgaan.

In algemene zin geldt dat het sympathische systeem actiever is bij *inspanningsprocessen* van het individu, terwijl het parasympathische systeem actiever wordt wanneer het lichaam in *ontspanning* is (◘ tab. 12.1).

In een orgaan zijn soms ook zelfstandig werkende zenuwvezels aanwezig, die bijvoorbeeld de *peristaltiek* in de darm laten functioneren of de prikkelvorming en -geleiding voor de contractie van het hart verzorgen.

12.4 Woordenlijst

In ▶ H. 1 zijn algemene regels voor de uitspraak van Latijnse woorden gegeven. In deze woordenlijst vind je nog extra aanwijzingen voor een juiste uitspraak:
- Een onderstreping betekent dat de klemtoon op de onderstreepte klinker ligt, bijvoorbeeld: erytrocyt.
- Een 'woord' tussen rechte haken geeft (bij benadering) de letterlijke uitspraak van de medische term, bijvoorbeeld: [eerietroosiet].

arachnoidea	– spinnenwebvlies (middelste hersenvlies) [aragnoo-iede-jaa]
axon	– lange uitloper van zenuwcel [akson]
cauda equina	– paardenstaart – spinale zenuwen die caudaal uit de medulla spinalis treden en via het ruggenmergkanaal lager naar de periferie lopen [kaudaa eekwienaa]
cerebellum	– kleine hersenen [seerebèllum]
cerebrum	– grote hersenen [seereebrum]

12.4 · Woordenlijst

Tabel 12.1 Schematische weergave van het sympathische en parasympathische zenuwstelsel

effect op	sympathisch	parasympathisch
bloedsomloop		
cor	versnelt	remt
arteria coronaria	verwijdt	vernauwt
arteriae en venae	vernauwt, behalve in actieve spieren	verwijdt
tensie	verhoogt	verlaagt
ademhalingsstelsel		
musculi in bronchuswand	verslapt: wijdere bronchi	contraheert (trekt samen): vernauwde bronchi
spijsverteringsstelsel		
darmkanaal	remming peristaltiek	versnelling peristaltiek
hepar	afbraak glycogeen naar glucose	opbouw glycogeen uit glucose
hormoonstelsel		
pancreas (eilandjes van Langerhans)	minder insulineafscheiding	meer insulineafscheiding
glandula suprarenalis (medulla)	meer adrenalineafscheiding	verlaagde adrenalineafscheiding

corpus callosum	– hersenbalk [korpus kalloosum]
cortex (cerebri)	– (hersen)schors [korteks]
dendriet	– korte, sterk vertakte uitloper van een zenuwcel
dura mater	– harde hersenvlies (buitenste vlies)
epidurale ruimte	– ruimte buiten dura mater (ook in ruggenmergkanaal)
ganglion	– zenuwknoop
gliacellen	– steunweefsel van zenuwstelsel [glie-jaa]
hemisfeer	– helft van grote hersenen
hersenzenuwen	– zenuwen die rechtstreeks uit de hersenen naar/van de periferie gaan/komen
liquor cerebrospinalis	– hersen- en ruggenmergvloeistof [liekwor ceerebroospienaalis]
medulla oblongata	– verlengde merg
medulla spinalis	– ruggenmerg
meningen	– hersenvliezen [enkelvoud: meninx] [meeningèn]
motorische baan	– activerende zenuwbaan: van de hersenen af
myelineschede	– isolerende laag om axon [mie-jelinesgeede]
nervus	– zenuw

nervus vagus	– tiende hersenzenuw behorend tot het autonome zenuwstelsel; reguleert o.a. het hartritme
neuron	– zenuwcel [nuiron] of [neuron]
parasympathisch	– deel van het autonome zenuwstelsel dat ontspanning teweegbrengt [paaraasimpaaties]
pia mater	– zachte hersenvlies (binnenste vlies)
piramidebaan	– motorische, kruisende ruggenmergbaan
pons	– deel van de hersenstam
pulseren	– kloppen
schede van Schwann	– voedende en isolerende laag rond een axon
sensorische of sensibele baan	– gevoelszenuwbaan: naar de hersenen toe
spinaal	– de wervelkolom betreffende
sympathisch	– deel van het autonome zenuwstelsel dat zorgt voor de mogelijkheid tot inspannen [simpaaties]
synaps	– schakelplaats tussen twee zenuwcellen of tussen een zenuw- en een spiercel [sinnaps]
truncus encephali of cerebri	– hersenstam [trunkus ènseefaalie, trunkus ceereebri]
ventrikel	– ruimte tussen hersenen waarin zich liquor cerebrospinalis bevindt (hersenkamer)

■ Vragen en opdrachten

1. Wat is de taak van het zenuwstelsel?
2. Noem de verschillende soorten zenuwstelsels en de verschillen ertussen.
3. Hoe kan het willekeurig zenuwstelsel worden ingedeeld?
4. Waaruit bestaat de witte stof en waaruit bestaat de grijze stof?
5. Wat is een ganglion?
6. Wat betekenen de begrippen 'motorisch' en 'sensorisch'?
7. Wat is de piramidebaan?
8. Wat is de cauda equina?
9. Wat is een reflex?
10. Welke belangrijke centra liggen in de hersenstam?
11. Wat is de taak van de liquor cerebrospinalis?
12. Waar bevindt deze zich?
13. Hoe heten de hersenvliezen van buiten naar binnen?
14. Waarom is de cortex cerebri zo gekronkeld?
15. Wat zijn spinale zenuwen?
16. Wat zijn hersenzenuwen?
17. Wat is de functie van het cerebellum?
18. Welke organen of weefsels worden beïnvloed door het autonome zenuwstelsel?
19. Geef voorbeelden uit het dagelijks leven van hoe het autonome zenuwstelsel de werking van organen kan beïnvloeden.
20. Hoe kan het autonome zenuwstelsel naar werking worden ingedeeld?
21. Geef voorbeelden van de versnellende of vertragende dan wel vernauwende of verwijdende werking van organen of weefsels.

Hormoonstelsel

13.1 Inleiding – 146

13.2 Bouw en functies – 146
13.2.1 Hypofyse – 146
13.2.2 Schildklier – 148
13.2.3 Bijschildklieren – 149
13.2.4 Alvleesklier – 149
13.2.5 Bijnieren – 150

13.3 Woordenlijst – 151

© Bohn Stafleu van Loghum is een imprint van Springer Media B.V., onderdeel van Springer Nature 2021
G. H. Mellema, *Medische terminologie anatomie en fysiologie*, Basiswerk AG,
https://doi.org/10.1007/978-90-368-2578-8_13

13.1 Inleiding

De samenwerking tussen de organen en andere interne processen in ons lichaam, zoals de verbranding, wordt geregeld zonder dat we ons daarvan bewust zijn. Naast het zenuwstelsel speelt ook het hormoonstelsel bij de besturing van die processen een rol.

Het hormoonstelsel of *endocriene stelsel* bestaat uit klieren die intern, via het bloed, hun producten (*hormonen*) afgeven. Daarom heten deze klieren ook wel *endocriene klieren*: klieren met *interne secretie*. De afgescheiden hormonen worden via de bloedbaan door het hele lichaam vervoerd. Ze beïnvloeden de cellen, weefsels en organen die gevoelig zijn voor dat bepaalde hormoon. Een hormoon is dus een in het lichaam gevormde stof die via het bloed een orgaan tot activiteit aanzet of juist afremt.

Hormoonproducerende (endocriene) klieren doen hun werk onder invloed van signalen uit de hersenen (autonome zenuwstelsel). De *hypothalamus* (▶ par. 12.2.3) zendt prikkels naar de *hypofyse*, een klier die aan de hersenen hangt. De hypofyse bevindt zich in een holte van de schedelbasisbeenderen die de *sella turcica* (Turks zadel) heet. Deze prikkels worden verstuurd wanneer er in het lichaam behoefte is aan meer of juist minder productie van een bepaald hormoon. Deze procedure wordt het *feedbackmechanisme* genoemd (◘ fig. 13.1). Het is een terugkoppelingsmechanisme dat ervoor zorgt dat binnen nauwe grenzen een evenwicht wordt bereikt, afgestemd op de behoefte van het lichaam op dat moment. Het evenwicht wordt bewaard door de regulering van de afgifte van een hormoon dat het proces versterkt dan wel remt.

In dit hoofdstuk worden de endocriene klieren beschreven (◘ fig. 13.2). De eierstokken, de teelballen en de geslachtshormonen worden in ▶ H. 15 besproken.

13.2 Bouw en functies

13.2.1 Hypofyse

De hypofyse bestaat uit een *voorkwab* en een *achterkwab*, die beide hormonen produceren.

De voorkwab produceert de volgende hormonen:
- Het *groeihormoon* bevordert de groei en beïnvloedt de stofwisseling.
- Het *adrenocorticotroop hormoon* (*ACTH*) zet de bijnierschors aan tot de productie van bijnierschorshormonen.
- Het *thyroïdstimulerend hormoon* (*TSH*) zet de schildklier aan tot de productie van *schildklierhormoon (thyroxine)* (◘ fig. 13.1). Dit wordt afgegeven aan het bloed en komt zo overal in het lichaam. Ook de receptoren in de hypothalamus registreren dit. Ze letten erop dat de hoeveelheid thyroxine binnen de grenzen blijft die op dat moment voor het lichaam gelden. Is er te veel, dan geeft de hypothalamus een prikkel aan de hypofyse om minder TSH af te geven. De schildklier wordt daardoor minder gestimuleerd en geeft minder thyroxine af. Is er te weinig thyroxine in het lichaam, dan geeft de hypothalamus een prikkel aan de hypofyse om meer TSH af te geven. De thyroxinespiegel in het bloed stijgt dan weer, enzovoort.

13.2 · Bouw en functies

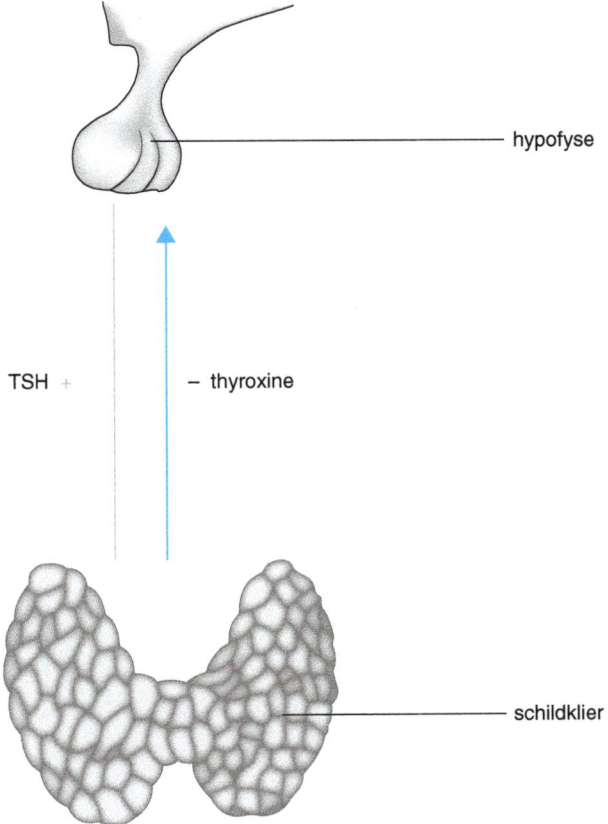

◘ **Figuur 13.1** Het feedbackmechanisme

- De *gonadotrope hormonen* (follikelstimulerend hormoon FSH en luteïniserend hormoon LH) zetten de eierstokken (*ovaria*) aan tot de groei en rijping van de eicellen, wat uiteindelijk leidt tot de ovulatie (eisprong). Ook zetten deze hormonen aan tot de productie van de vrouwelijke geslachtshormonen
- *Prolactine*, het hormoon dat de borstontwikkeling stimuleert en zorgt voor de moedermelkproductie.

Een '-troop'-hormoon wil zeggen dat deze stof een specifieke hormoonproducerende klier kan aanzetten (stimuleren).

De achterkwab produceert de volgende hormonen:
- *Oxytocine* heeft aan het eind van de zwangerschap invloed op het gladde spierweefsel in de baarmoeder (*uterus*) en zorgt voor het samentrekken ervan tijdens de bevalling. Oxytocine heeft ook invloed op het gladde spierweefsel in de melkklieren en zet aan tot de afgifte van melk.
- *Antidiuretisch hormoon* (*ADH*) wordt afgescheiden wanneer de osmotische druk van het bloedplasma stijgt. Deze verhoogde osmotische waarde prikkelt receptoren (registratiecellen) in de hypothalamus. Deze prikkel wordt doorgegeven aan

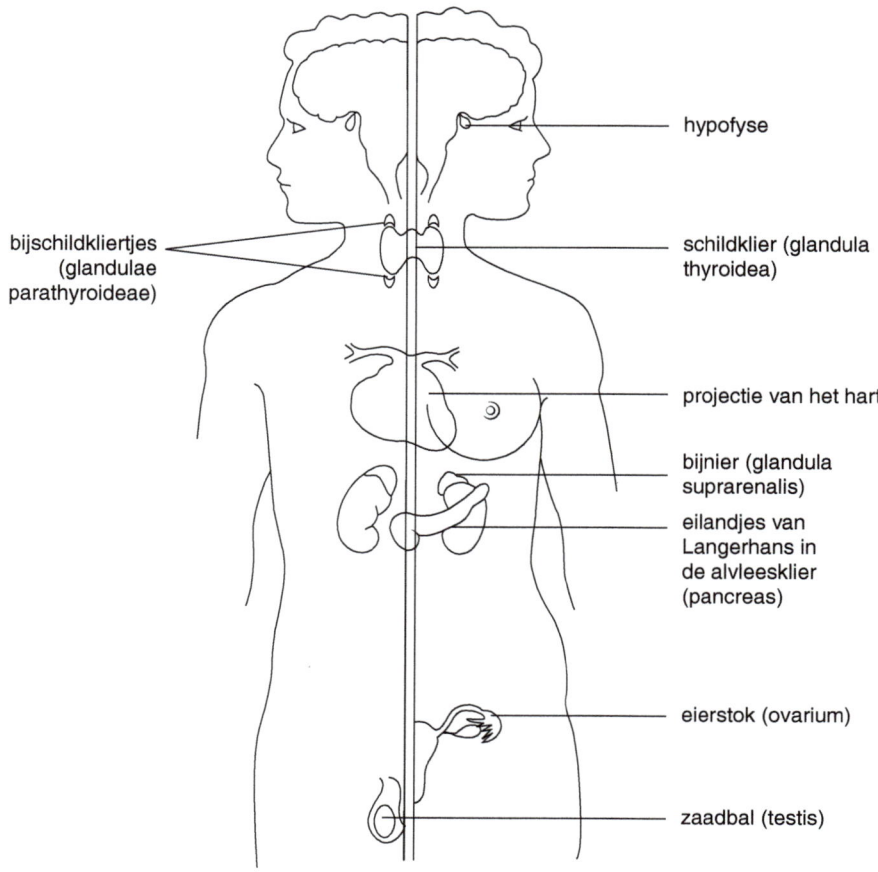

◘ **Figuur 13.2** Overzicht van het hormoonsysteem bij de man (links) en de vrouw (rechts)

de hypofyse en leidt dus tot afscheiding van ADH. Hierdoor wordt de urineuitscheiding verminderd, zodat er meer water wordt vastgehouden. Zo wordt het bloedplasma verdund en daalt de osmotische waarde weer. De receptorcellen zullen daardoor minder prikkels aan de hypofyse doorgeven, die daardoor weer minder ADH afgeeft, enzovoort.

13.2.2 Schildklier

De schildklier (*glandula thyroidea*) is een orgaan dat vóór en opzij van het bovenste deel van de *trachea* ligt. De schildklier produceert het schildklierhormoon *thyroxine*. Dit jodiumbevattende hormoon regelt de stofwisseling (metabolisme) van de mens. Dit betekent dat de verbranding in het lichaam, en dus de beschikbaarheid van energie, in overeenstemming is met de vraag van het lichaam.

In streken waar geen jodium in het voedsel of (vooral) in het drinkwater aanwezig is, zal de schildklier veel te weinig hormoon produceren. Daarom is aan het zout of aan het drinkwater vaak jodium toegevoegd (JOZO).

Ook produceert de schildklier *calcitonine*, een hormoon dat de werking tegengaat (*antagonist*) van het door de bijschildklieren geproduceerde *parathyroïdhormoon*, ook wel het *parathormoon* genoemd.

13.2.3 Bijschildklieren

De bijschildklieren (*glandulae parathyroideae*) liggen tegen de achterkant van de *glandula thyroidea*. Meestal heeft de mens vier van deze klieren. Ze vormen het parathormoon. Dit hormoon regelt, samen met calcitonine, het gehalte aan calcium in het bloed.

Als de bijschildklieren minder parathormoon produceren, zal het calciumgehalte dalen. Bij een laag calciumgehalte in het bloed neemt de prikkelbaarheid van de motorische zenuwen toe. Dat betekent dat ze prikkels afgeven, terwijl dat normaliter niet het geval zou zijn. De spieren gaan onder invloed van deze prikkels vaak krampachtig contraheren (samentrekken). Dit verschijnsel heet *tetanie*.

Wanneer de productie van het parathormoon stijgt, stijgt ook het calciumgehalte in het bloed. Dat wordt gerealiseerd door calcium aan de botten te onttrekken.

13.2.4 Alvleesklier

De alvleesklier (*pancreas*) ligt boven in de buik tegen de wervelkolom. Hij wordt aan de voorkant beschermd door de darmen en de lever. Hij produceert in de *eilandjes van Langerhans*, die uit twee soorten cellen bestaan, twee verschillende hormonen:
- *insuline*, geproduceerd door de β-cellen (bètacellen);
- *glucagon*, geproduceerd door de α-cellen (alfacellen).

Deze twee hormonen spelen beide een rol bij de suikerstofwisseling. Hun rol is echter tegengesteld aan elkaar. Insuline en glucagon zorgen door een feedbackmechanisme voor handhaving van de bloedsuikerwaarden binnen bepaalde grenzen.

Suikerstofwisseling

Insuline heeft als taak suikers die met het voedsel door de darmwand in het lichaam komen, vanuit het bloed in de cellen te laten opnemen. Daar wordt glucose omgezet in *glycogeen*, dat vervolgens wordt opgeslagen in het lichaam, onder andere in de lever. Glucagon zet, samen met het bijniermerghormoon *adrenaline*, dit glycogeen weer om in glucose. Dat het glucosegehalte na een maaltijd, waarbij veel glucose in het lichaam komt, niet gevaarlijk stijgt, komt door het feedbackmechanisme. De *lever*, waar al het voedselrijke bloed vanuit de darmen eerst doorheen stroomt, speelt hierin een belangrijke rol.

13.2.5 Bijnieren

De bijnieren (*glandulae suprarenales*) liggen, zoals de naam al doet vermoeden, op de nieren (*renes*). De bijnieren bestaan uit twee delen: bijnierschors en bijniermerg.

Bijnierschors

De bijnierschors (*cortex glandulae suprarenalis*) produceert hormonen met een heel verschillende werking. Deze hormonen worden onder de naam *corticosteroïden* samengevat. 'Cortico' betekent: van de cortex en 'steroïden' is afgeleid van de scheikundige structuur van de hormonen, een opbouw die we steroïd noemen. De bijnierschors staat wat de productie van hormonen betreft onder invloed van het aanzettende (-troop) hormoon van de hypofysevoorkwab, het *adrenocorticotroop hormoon* (ACTH).

De cortex produceert de volgende hormonen.

- *Glucocorticoïden* bevorderen de omzetting van eiwit in glucose. Wanneer het lichaam aan een grote belasting wordt blootgesteld (stress), iets wat bij ontstekingen, verwondingen of verbrandingen kan voorkomen, wordt via de hersenstam een signaal afgegeven aan de hypofyse. Deze produceert het hormoon ACTH, dat de bijnier aanzet tot het produceren van glucocorticoïde, ofwel *hydrocortison*. Deze stof kan ook als cortison of prednison aan patiënten worden toegediend. Daarmee worden dan de symptomen bij infecties en de gevolgen van verbranding en allergieën (astma-aanvallen) bestreden.
- *Mineralocorticoïden* bevorderen het terugnemen (de terugresorptie) naar het lichaam van water en zout (natrium) uit de urineafvoerkanalen in de nier. Het belangrijkste hormoon uit deze reeks is *aldosteron*. Deze stoffen zijn heel belangrijk voor de waterhuishouding en het zoutevenwicht in ons lichaam.
- *Androgene hormonen* zijn mannelijke geslachtshormonen die door de cortex worden gevormd (evenals een spoortje oestrogeen, een vrouwelijk geslachtshormoon).

Bijniermerg

Het bijniermerg (*medulla glandulae suprarenalis*) produceert het hormoon *adrenaline*. De afgifte van adrenaline wordt verhoogd bij alle vormen van stress. Adrenaline brengt het lichaam in een dusdanige staat, dat het klaar is om te vechten of te vluchten. Dit hormoon:

- vernauwt de bloedvaten;
- versnelt de hartwerking;
- verhoogt de bloeddruk;
- verwijdt de bronchiën;
- versnelt de ademhaling;
- vermindert de bloedstroom naar het spijsverteringsstelsel;
- vermindert de doorbloeding van de huid;
- verbetert de doorstroming van de spieren.

13.3 Woordenlijst

In ▶ H. 1 zijn algemene regels voor de uitspraak van Latijnse woorden gegeven. In deze woordenlijst vind je nog extra aanwijzingen voor een juiste uitspraak:
- Een onderstreping betekent dat de klemtoon op de onderstreepte klinker ligt, bijvoorbeeld: erytroc<u>y</u>t.
- Een 'woord' tussen rechte haken geeft (bij benadering) de letterlijke uitspraak van de medische term, bijvoorbeeld: [eerietroosiet].

adrenaline	– bijniermerghormoon met een sympathicuswerking
adrenocorticotroop hormoon (ACTH)	– hypofysehormoon dat de werking van de bijnierschors beïnvloedt [aadreenookortiekootroop]
androgeen hormoon	– mannelijk geslachtshormoon
antidiuretisch hormoon (ADH)	– hypofysehormoon dat de vochtuitscheiding door de nier kan remmen [antiedie-uureeties]
calcitonine	– schildklierhormoon met effect op de calciumhuishouding; antagonist van het parathormoon [kalsietooniene]
cortex	– schors [korteks]
endocriene klieren	– klieren met interne secretie: afscheiding in het lichaam [èndookriene]
glandula parathyroidea	– bijschildklier [paaraatieroo-iede-aa]
glandula suprarenalis	– bijnier
glandula thyroidea	– schildklier [tieroo-iede-aa]
glucagon	– pancreashormoon met een bloedsuikerverhogende werking; antagonist van insuline [gluukaagon]
glucocorticoïden	– bijnierschorshormonen met een remmende werking op allerlei lichaamsreacties [gluukookortiekoo-ieden]
gonadotroop hormoon	– hypofysehormoon dat de werking van de vrouwelijke geslachtsklieren beïnvloedt
hormoon	– een in het lichaam gevormde stof die via de bloedbaan bepaalde processen in werking zet
hypofyse	– hormoonproducerende klier onder aan de hersenen [hiepoofiese]
hypothalamus	– centrum in de hersenstam die onder andere de werking van de hypofyse beïnvloedt [hiepootaalaamus]
insuline	– pancreashormoon met een bloedsuikerverlagende werking
interne secretie	– rechtstreeks aan het bloed afgeven van producten door klieren [sekreetsie]
medulla	– merg
mineralocorticoïden	– bijnierschorshormonen met werking op de terugresorptie van water uit de voorurine [mieneraalookortiekoo-ieden]
ovaria	– eierstokken [oovaarie-jaa]

oxytocine	– hypofysehormoon dat de uterus en de melkklieren kan doen samentrekken [oksietoosiene]
pancreas	– alvleesklier [pankree-jas]
parathyroïdhormoon (PTH) (ook wel: parathormoon)	– bijschildklierhormoon met effect op de calciumhuishouding, ook wel parathormoon genoemd; antagonist van calcitonine [paaraatieroo-iedhormoon, paarathormoon]
prolactine	– hypofysehormoon dat de borstontwikkeling en de moedermelkproductie stimuleert [proolaktiene]
sella turcica	– uitholling in de schedelbasis waarin zich de hypofyse bevindt [sèlla toersiekaa]
thyroïdstimulerend hormoon (TSH)	– hypofysehormoon dat de werking van de schildklier beïnvloedt [tieroo-ied]
thyroxine	– schildklierhormoon [tieroksiene]
uterus	– baarmoeder

■ **Vragen en opdrachten**

1. Waar ligt de hypofyse en wat is de functie ervan?
2. Hoe krijgt de hypofyse de opdracht om al dan niet hormonen af te scheiden?
3. Wat is een feedbackmechanisme?
4. Welke hormonen worden door de hypofyse geproduceerd en waarop werken ze?
5. Waar ligt de glandula thyroidea, welk hormoon wordt erdoor geproduceerd en welke stof is hiervoor noodzakelijk?
6. Wat is de werking van thyroxine en wat merk je daarvan?
7. Hoe heet het bijschildklierhormoon en waarop heeft het invloed?
8. Waar liggen de glandulae suprarenales, welke hormonen produceren ze en wat is de werking van die hormonen?
9. Welke hormonen worden geproduceerd door het pancreas?
10. Hoe werken de pancreashormonen?
11. Wat zijn de effecten van adrenaline op het lichaam?

Zintuigen

14.1 Inleiding – 154

14.2 Bouw en functies – 154
14.2.1 Gevoelszintuigen – 154
14.2.2 Chemische zintuigen – 155
14.2.3 Gehoorzintuig – 156
14.2.4 Evenwichtszintuig – 159
14.2.5 Gezichtszintuig – 159

14.3 Woordenlijst – 163

© Bohn Stafleu van Loghum is een imprint van Springer Media B.V., onderdeel van Springer Nature 2021
G. H. Mellema, *Medische terminologie anatomie en fysiologie*, Basiswerk AG,
https://doi.org/10.1007/978-90-368-2578-8_14

14.1 Inleiding

Een *zintuig* is een orgaan dat bepaalde prikkels opvangt die specifiek door dit orgaan worden waargenomen. De prikkels worden vervolgens via een sensorische (sensibele) zenuw naar het centraal zenuwstelsel geleid. Daar ontstaat een directe reactie (*reflex*), of bewustwording van de prikkel.

Bijvoorbeeld het gezichtszintuig. Het oog vangt licht op. Dit licht bestaat uit een aantal onderdelen die beelden vormen. Deze prikkels worden via de oogzenuw (*nervus opticus*, een sensorische (sensibele) zenuw) naar de hersenen vervoerd. De lichtindruk gaat via een aantal schakelingen naar het bewustzijn, dat de beelden coördineert, herkent en opslaat. De lichtindruk kan ook leiden tot een directe, reflexmatige reactie: knipperen met de ogen als iets plotseling op het oog afkomt.

De zintuigen kunnen worden ingedeeld als weergegeven in ◘ tab. 14.1.

De zintuigen geven waarnemingen van de buitenwereld door aan de hersenen, zodat we ons ervan bewust worden. Om een waarneming te registreren en door te geven moet aan enkele voorwaarden voldaan zijn:

- De prikkel moet sterk genoeg zijn om waar te nemen (voorbeeld: heel zachte geluiden horen wij niet).
- De aandacht moet op de prikkel gericht zijn (voorbeeld: als je beseft dat je op een stoel zit, voel je hem pas).
- De prikkel moet binnen de prikkelgevoeligheid liggen (voorbeeld: infraroodlicht kunnen we niet waarnemen).
- De prikkel moet te onderscheiden zijn (voorbeeld: 's nachts zie je een lichtbron zelfs op grote afstand, in de felle zon zie je diezelfde lichtbron niet).

14.2 Bouw en functies

14.2.1 Gevoelszintuigen

Tastzintuig

Ons tastzintuig bevindt zich in de dermis (lederhuid). De eindlichaampjes van de gevoelszenuwen (zie ◘ fig. 9.1) heten *lichaampjes van Meissner*, naar de ontdekker ervan. Door de huid te vervormen worden de lichaampjes van Meissner geprikkeld, ook bij een heel lichte vervorming. De tastlichaampjes geven de waarneming door aan de

◘ **Tabel 14.1** Indeling zintuigen

gevoelszintuigen	tastzintuig
	spierzintuig
	koude- en warmtezintuig
	pijnzintuig
chemische zintuigen	reukzintuig
	smaakzintuig
gehoorzintuig	
evenwichtszintuig	
gezichtszintuig	

hersenen en zo worden we ons bewust van de aanraking van de huid. Lichaampjes van Meissner zijn ongelijk verdeeld over onze huid: op de vingertoppen is het aantal per cm^2 het grootst (daarom voelen we daarmee het best). Op de rug is het aantal per cm^2 het kleinst. Het tastzintuig geeft ons informatie over de vorm en grootte van een bepaald voorwerp.

Spierzintuig

Het spierzintuig geeft informatie over de stand van onze spieren. Zo weten we 'hoe we erbij staan', waar onze handen, benen enzovoort zich bevinden ten opzichte van ons lichaam. Dit heet positiezin of *propriocepsis*. Het spierzintuig geeft ook informatie door over het gewicht en het soort voorwerp (hard/zacht) dat dit zintuig prikkelt.

Koude- en warmtezintuig

Het koude- en warmtezintuig geeft informatie over de temperatuur ten opzichte van het lichaam. Is iets kouder dan onze lichaamstemperatuur, dan voelt het koud aan. Belangrijk is ook de omgeving van een voorwerp. Wanneer iemand bijvoorbeeld een stuk ijs in de ene hand neemt, en iets warms in de andere, en daarna beide handen in lauw water houdt, zal de 'koude' hand het water warm vinden, terwijl de 'warme' hand het water als koud ervaart.

Pijnzintuig

Het is beter om van pijngevoel te spreken, omdat deze gewaarwording geen enkele informatie geeft over de oorzaak van de pijnprikkel. Informatie over de oorzaak moet komen van de andere zintuigen. Als je bijvoorbeeld je hand brandt aan een hete pan, zegt het pijnzintuig wel iets over de pijn, maar niets over de pan. Informatie over de oorzaak van de pijn, de hete pan, komt van het tast- en het gezichtszintuig.

Pijnprikkels zijn te verdelen in oppervlakkige prikkels van de huid, en diepe prikkels vanuit de inwendige organen. Pijn heeft een waarschuwende functie. Pijn signaleert de beschadiging van weefsel en weerhoudt ons ervan het getroffen lichaamsdeel te gebruiken. Voor langer bestaande pijn geldt dat er allerlei andere invloeden zijn die het pijngevoel mede bepalen.

14.2.2 Chemische zintuigen

Reukzintuig

De reuk reageert op de aanwezigheid van een bepaalde stof in de lucht. Het reukzintuig zetelt in het slijmvlies van het bovenste deel van de neus. Wanneer we ademhalen, strijkt maar een gedeelte van de lucht hierlangs. Daardoor ruiken we veel minder dan bijvoorbeeld een hond, die een veel sterker ontwikkeld reukzintuig heeft. Als we echt iets willen ruiken, snuiven we de lucht op. In dat geval passeert veel meer lucht de reukzintuigcellen.

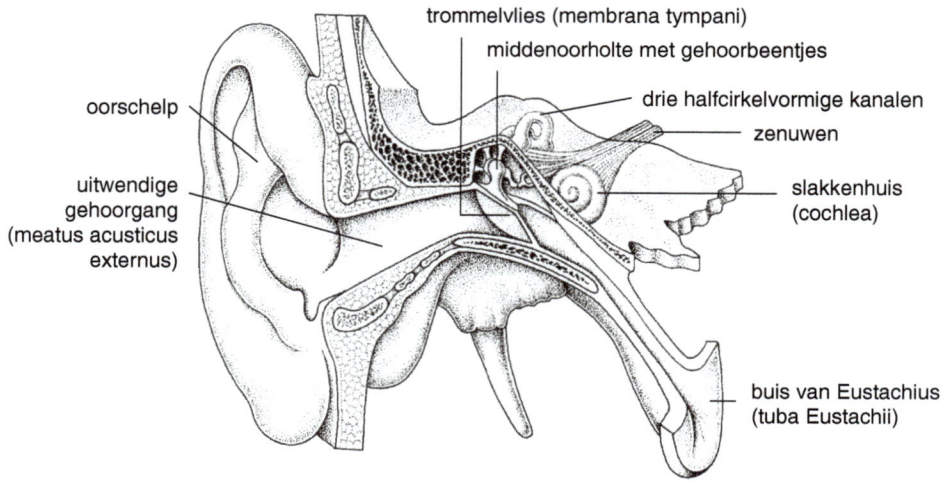

■ Figuur 14.1 Schematische doorsnede van het gehoor- en evenwichtsorgaan

Smaakzintuig

Het smaakzintuig bevindt zich in de smaakpapillen. Deze liggen op de tong en in het gehemelte. Een smaakpapil bevat alle smaakreceptoren en reageert op zoet, zuur, zout, bitter en *umami*. Umami is sinds enkele jaren onderscheiden als de vijfde smaak en geeft een indruk van hartigheid.

Wat je proeft is een mengeling van de prikkeling van alle smaakpapillen, de geur en hoe het voedsel in je mond voelt.

Van het smaakzintuig komt 'het water in onze mond', met andere woorden: de speekselafgifte wordt gestimuleerd. Het smaakzintuig helpt ons het voedsel te herkennen.

14.2.3 Gehoorzintuig

Het gehoorzintuig (oor) bestaat uit drie delen (■ fig. 14.1):
— het uitwendige oor;
— het middenoor;
— het inwendige oor.

De geluidsgolven die via het uitwendige oor ons trommelvlies bereiken, worden via dit vlies en de gehoorbeentjes in het middenoor meer dan dertig keer versterkt. Die versterkte geluidsgolven brengen het ovale venster in het inwendige oor in trilling. De versterkte geluidsgolven komen nu in het slakkenhuis, de *cochlea*. Op de wand van het slakkenhuis bevinden zich zintuigcellen die de geluidsgolven signaleren en via de sensorische (sensibele) *nervus acusticus* doorgeven aan de hersenen.

Uitwendige oor

Het uitwendige oor is het geluidsopvangende gedeelte van het gehoororgaan. Het bestaat uit:
- de oorschelp;
- de uitwendige gehoorgang (*meatus acusticus externus*);
- het trommelvlies (*membrana tympani of tympanon*).

De oorschelp vangt geluidstrillingen op. Via de gehoorgang worden deze doorgegeven aan het trommelvlies. De geluidsgolven brengen het trommelvlies in beweging. In de gehoorgang bevinden zich talgkliertjes die oorsmeer (*cerumen*) produceren. Wanneer dit niet voldoende wordt afgevoerd, ontstaat een prop in de gehoorgang. Dat belemmert de ontvangst van trillingen door het trommelvlies, waardoor het gehoor minder wordt.

Middenoor

Het middenoor is het geluidsgeleidende deel van het gehoororgaan. Het bevat (◘ fig. 14.1 en 14.2):
- de trommelholte met de buis van Eustachius (*tuba Eustachii*);
- de drie gehoorbeentjes:
  - hamer (*malleus*);
  - aambeeld (*incus*);
  - stijgbeugel (*stapes*).

De buis van Eustachius loopt van het middenoor naar de keelholte. Door deze verbinding is de luchtdruk in het middenoor gelijk aan die van de buitenlucht. Wanneer bij een verkoudheid het slijmvlies opzwelt, gaat deze verbinding soms dichtzitten. De druk van de buitenlucht op het trommelvlies wordt dan langzamerhand groter dan de druk vanuit het middenoor. Het trommelvlies wordt dan naar binnen gedrukt en het komt door het drukverschil meer op spanning te staan. Daardoor trilt het minder gauw en geeft het dus het geluid minder goed door. Er ontstaat een lichte doofheid. Ditzelfde gebeurt bij het stijgen en dalen in een vliegtuig. Door een neusspray, of het eten van een snoepje met de daarbij behorende slikbeweging, opent de buis van Eustachius zich en wordt de luchtdruk aan beide kanten van het trommelvlies weer gelijk.

De drie gehoorbeentjes zitten aan de ene kant vast tegen het trommelvlies, aan de andere kant tegen het ovale venster (*foramen ovale*). Ze zitten op zo'n manier aan elkaar, dat een trilling op het trommelvlies circa dertig keer versterkt wordt doorgegeven aan het ovale venster. Ook door de grootte van het trommelvlies ten opzichte van het ovale venster wordt deze trilling nog eens versterkt. Deze versterkte trilling bereikt het inwendige oor.

Inwendige oor

Het inwendige oor (*labyrint*; ◘ fig. 14.3) bestaat uit het ovale venster (*foramen ovale*), dat de voorste afsluiting vormt van een open spiraal die aan de achterkant wordt afgesloten door het ronde venster (*foramen rotundum*). Deze spiralen noemen we het slakkenhuis (*cochlea*) in verband met de gelijkenis ermee.

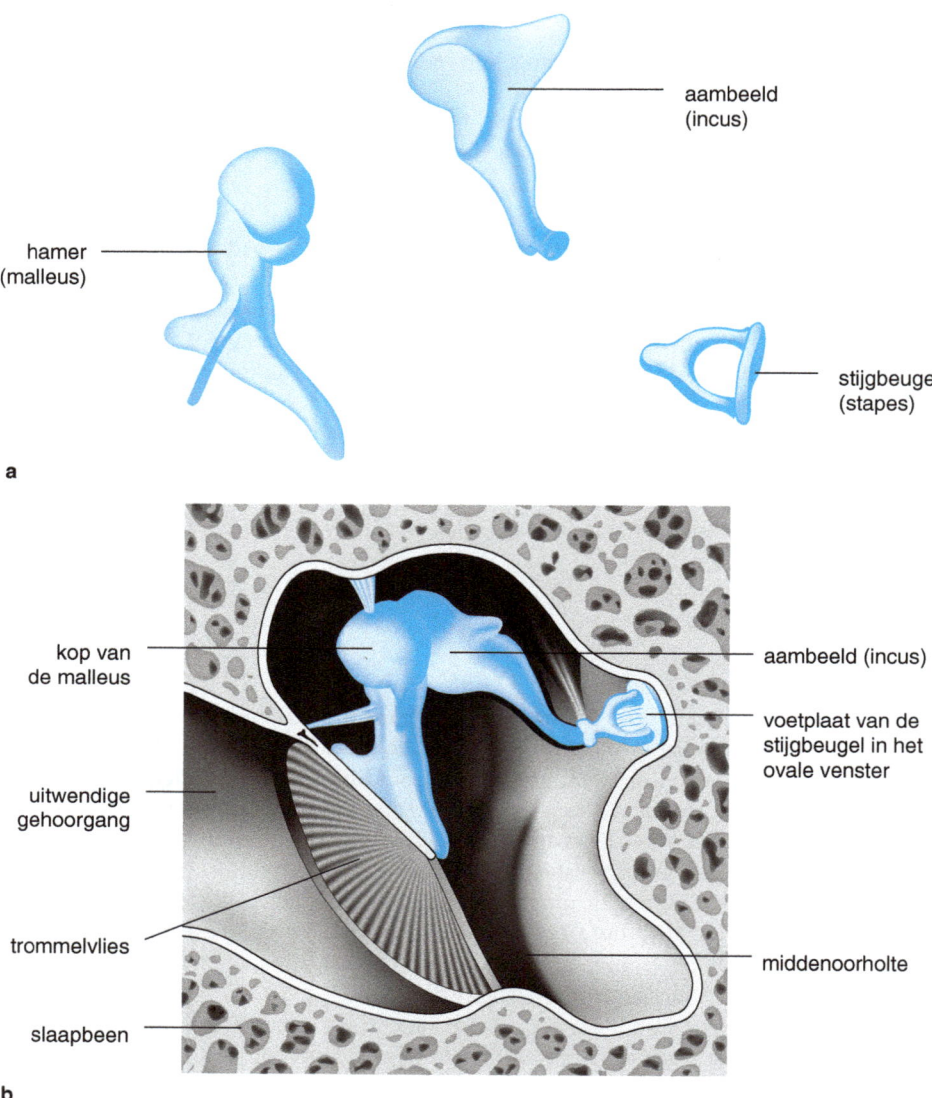

■ **Figuur 14.2** Het middenoor: (a) de gehoorbeentjesketen; (b) de onderlinge verhouding en de aanhechting aan het trommelvlies en aan het ovale venster

In de wand van het slakkenhuis liggen de gehoorzintuigcellen in het *orgaan van Corti*. Deze cellen vangen de trillingen op en geven ze als signalen door aan de hersenen via de *nervus cochlearis*. Het ronde venster dient om de trillingen die de gehele cochlea doorlopen hebben, tot rust te brengen.

14.2 · Bouw en functies

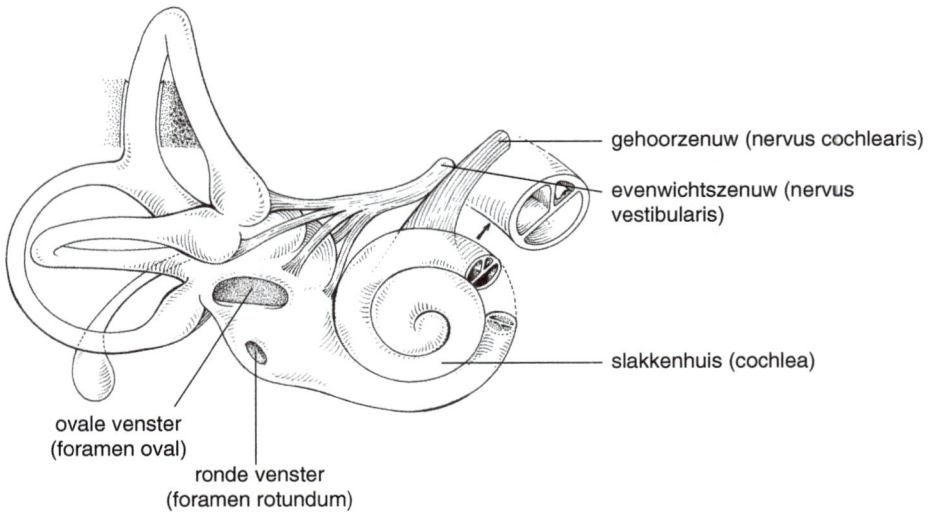

◘ **Figuur 14.3**   Labyrint met een doorsnede van het slakkenhuis

14.2.4 Evenwichtszintuig

Tegen het inwendige oor aan liggen drie halfcirkelvormige kanalen, die loodrecht op elkaar staan in drie vlakken, en twee blaasjes die door een nauwe verbinding aan elkaar zitten. Het totale stelsel is met vocht gevuld. In de wand van de blaasjes liggen de zintuigcellen van het evenwichtsapparaat.

Wanneer het hoofd van stand verandert, gaat de vloeistof in de kanalen stromen. Deze vloeistof stroomt langs de zintuigcellen en geeft een prikkel door aan de hersenen via de evenwichtszenuw (*nervus vestibularis*). Deze zenuw smelt samen met de *nervus cochlearis* tot de *nervus vestibulocochlearis*, die naar de hersenen gaat.

14.2.5 Gezichtszintuig

De ogen van de mens (◘ fig. 14.4) ontvangen lichtgolven en zetten deze om in prikkels. Die prikkels worden via de oogzenuw (*nervus opticus*) naar de hersenen geleid. De prikkels worden in de hersenen omgezet in beelden, die worden opgeslagen of gebruikt om een actie van het lichaam in gang te zetten.

De oogbol ligt in de oogkas (*orbita*). De oogspieren zitten aan de binnenkant van de oogkas en aan de buitenkant van de oogbol vast. De oogspieren zorgen ervoor dat het oog in de gewenste richting kan worden gestuurd. Onder normale omstandigheden voeren de spieren van beide ogen dezelfde beweging uit, waardoor er een vergelijkbaar beeld in beide ogen ontstaat. Elk oog beschikt over zes oogspieren. Dankzij deze spieren en alle zenuwen eromheen kunnen we onze ogen richten, een voorwerp volgen en van het ene punt naar het andere kijken.

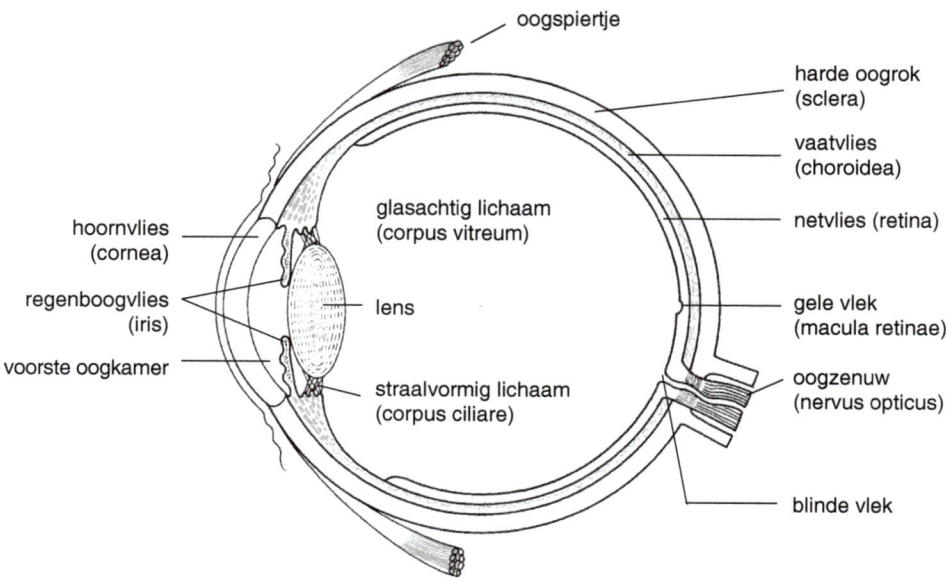

• **Figuur 14.4** Schematische doorsnede van het oog

Het zien wordt in zijn algemeenheid bepaald door:
- de gezichtsscherpte (*visus*). Dit is een maat voor de kleinste details die iemand nog kan onderscheiden. Bij een normaal oog is de visus 1,0 of hoger.
- de contrastgevoeligheid: verschillen in intensiteit van de kleuren die tegelijkertijd in het gezichtsveld aanwezig zijn. Zo zijn zwarte letters op wit papier goed leesbaar, maar gele letters niet.
- de mate van verstrooiing van het licht: binnenvallend licht passeert verschillende onderdelen van het oog, zoals het hoornvlies, de ooglens en het glasvocht. Als licht in het oog zelf van richting wordt veranderd, kan het worden opgesplitst in meerdere fijne lichtstralen: strooilicht. Dit komt bijvoorbeeld voor bij het in het donker zien van autolampen van tegemoet komend verkeer.

Sclera

Het oog is bolvormig. De buitenste wand bestaat uit de harde oogrok (*sclera*), die voor de stevigheid van het oog zorgt en waaraan de oogspieren vastzitten. Ook zorgt de sclera voor de bescherming van het binnenste van het oog. De sclera is wit en ondoorzichtig.

Cornea

Aan de voorkant van het oog gaat de sclera over in het ronde hoornvlies (*cornea*). De cornea is het doorzichtige deel van de buitenkant van het oog waar het licht door naar binnen valt. Samen met de lens geeft het hoornvlies de optische sterkte aan het oog.

Conjunctiva

Het hoornvlies wordt aan de buitenkant beschermd door het oogbindvlies, de *conjunctiva*. De buitenste oppervlakkige cellagen vormen het epitheel, dat de belangrijke eigenschap heeft dat het zich kan vernieuwen en herstellen. Binnen een week kan het gehele epitheel zich volledig vernieuwen. Een ander kenmerk van deze laag is de aanwezigheid van losse zenuwuiteinden, waardoor irritatie wordt gevoeld als er iets in het oog komt. De conjunctiva bekleedt de gehele voorkant van het oog en ook de binnenkant van de oogleden.

Choroidea

Het vaatvlies (*choroidea*), dat rijk is aan bloedvaten, ligt direct aan de binnenkant van de sclera. Het dichte netwerk van bloedvaatjes dient om zuurstof en voedingsstoffen af te geven, zowel aan de sclera als aan het meer naar binnen gelegen netvlies, de *retina*.

Iris

Aan de voorkant, achter de cornea, gaat de choroidea over in het regenboogvlies, de *iris*. Het pigment dat hierin zit, geeft het oog zijn kleur (bijvoorbeeld blauwe of bruine ogen).

Pupil

In het midden van de iris zit een opening, de *pupil*. Door de pupil is de donkere binnenkant van het oog te zien, waardoor de pupil zwart lijkt. De pupil kan, net als een diafragma bij een fototoestel, wijder en nauwer worden gemaakt om meer of minder licht door te laten. Spiertjes die in de iris liggen, zorgen voor deze beweging. Bij veel licht wordt de pupil kleiner, in het donker juist groter. Beide pupillen veranderen normaal gesproken gelijktijdig in een reflex.

Niet alleen licht heeft invloed op de pupillen. De pupillen worden ook kleiner wanneer je van heel dichtbij naar een voorwerp kijkt. De pupillen worden groter als je iets ontroerends of opwindends ziet. Ook bepaalde geneesmiddelen en verdovende middelen kunnen de pupil vergroten of verkleinen.

Lens

Het straalvormig lichaam (*corpus ciliare*) ligt achter de iris en omvat de lens. De *lens* heeft een ronde vorm. Hij ligt recht achter de pupil en kan met de accommodatiespier in het corpus ciliare boller of minder bol worden gemaakt. De aanpassingen in de bolling van de lens (*accommodatie*) zorgen ervoor dat een beeld scherp op het netvlies wordt geprojecteerd. Daardoor kan iemand van dichtbij tot veraf scherp zien. Door het aanspannen van de accommodatiespier wordt de lens minder opgespannen en daardoor boller, waardoor het oog voor dichterbij scherpstelt. Ontspant de spier zich, dan neemt de lens een plattere vorm aan zie je voorwerpen scherp als ze verderaf zijn (fig. 14.5). Dit accommodatievermogen gaat bij de mens tussen het veertigste en het vijftigste levensjaar sterk achteruit doordat de lens minder elastisch wordt. Veel mensen hebben dan een leesbril nodig.

Glasachtig lichaam

De oogbol is voor het grootste gedeelte gevuld met een transparante, geleiachtige substantie: het glasachtig lichaam of *corpus vitreum*. Dit glasvocht geeft het oog 'vulling' en houdt de retina op zijn plek. Het volume van het glasachtig lichaam bedraagt ongeveer

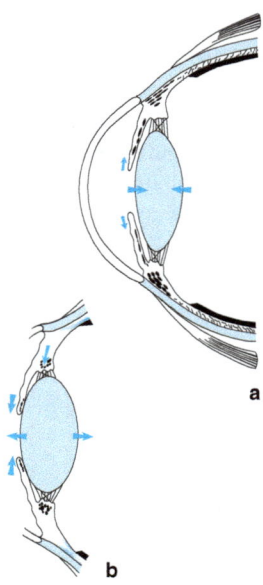

◘ **Figuur 14.5** Veranderingen van de bolling van de lens onder invloed van de werking van het corpus ciliare en van de pupil onder invloed van de werking van de iris. (**a**) Wanneer de musculus ciliaris (accommodatiespier) zich ontspant, wordt het ophangapparaat van de lens uiteengetrokken, waardoor de lens wordt afgeplat. Onder invloed van de spieren in de iris (musculus dilatator pupillae) wordt de pupil verwijd. Zo reageert het oog bijvoorbeeld wanneer we in het duister in de verte moeten kijken. (**b**) Contractie van de musculus ciliaris leidt tot minder afplatting van de lens. De lens streeft naar de bolvorm op grond van zijn eigen elasticiteit. Onder invloed van de musculus sfincter pupillae wordt de pupil vernauwd. Deze situatie doet zich voor wanneer we bij helder licht iets van dichtbij bekijken

vier kubieke milliliter. Het neemt ongeveer de helft van het volume van de oogbol voor zijn rekening. Het glasvocht bestaat voor ongeveer 99 % uit water. De overige 1 % is vaste stof. Het glasvocht is helder, zodat het licht dat door de lens het corpus vitreum binnenvalt, ongestoord zijn weg kan vervolgen naar het netvlies. Het glasvocht bevat geen bloedvaten. Wel zitten er dunne vezels in, die voor enige elasticiteit en stevigheid zorgen.

Retina

Het netvlies ligt aan de binnenkant van het vaatvlies en bestaat uit circa 126 miljoen zintuigcellen. Deze nemen het licht op dat in het oog binnenkomt en zetten de lichtenergie om in zenuwprikkels. Deze worden via de oogzenuw (*nervus opticus*) naar de hersenen geleid en daar verwerkt.

De zenuwcellen zijn onder te verdelen in:
- kegeltjes, waarmee je kleuren kunt waarnemen; er zijn drie soorten kegeltjes: gevoelig voor rood, groen of blauw licht;
- staafjes, waarmee je het verschil tussen licht en donker kunt waarnemen; staafjes reageren al bij weinig licht, maar zijn niet gevoelig voor kleuren.

Overdag kijken we met het centrale punt op ons netvlies, de gele vlek (*macula retinae* of *macula lutea*), waar de meeste kegeltjes zitten. In het donker kijken we iets naast dit centrale punt, waar zich meer staafjes en minder kegeltjes bevinden.

Op de plaats waar de nervus opticus het oog verlaat, bevinden zich geen staafjes of kegeltjes. Op die plek kan dus niets worden waargenomen. Dat is de blinde vlek.

Oogdruk

Tussen de cornea en de lens bevindt zich vocht dat een bepaalde druk heeft (de oogdruk). Wanneer deze te laag wordt, zakt de ruimte tussen de cornea en de lens in. Wanneer deze te hoog wordt, kan de druk de bloedvaatjes dichtdrukken en de bloedvoorziening van de retina verstoren en de oogzenuw beschadigen.

Accommodatie en refractie

Een beeld dat wordt opgevangen, moet helder op de retina worden geprojecteerd. Als het oog hierin niet slaagt, wordt het ontvangen beeld wazig. Door middel van een andere lens (brillenglas) kan dan zodanig bijgestuurd worden, dat dit beeld weer scherp verschijnt.

Is de doorsnede van een oogbol te lang, dan vallen de lichtbeelden die van veraf het oog bereiken, vóór (in plaats van op) het netvlies. Het brekingssysteem (*refractie*) is te sterk. Met een holle, negatieve lens kan dit worden bijgestuurd. Bij deze afwijking spreek je van bijziendheid of *myopie*.

Is de doorsnede van de oogbol te kort of de accommodatiekracht van de lens te gering, dan worden de beelden achter het netvlies geprojecteerd. De refractie is dan te zwak. Een bol, positief brillenglas ondersteunt in dat geval de geaccommodeerde lens (fig. 14.6). Dit verschijnsel heet verziendheid of *hypermetropie*.

Bij een lens die voldoende kan ontspannen en accommoderen, verschijnt vrijwel altijd een scherp beeld op de retina. Bij dit normale, *emmetrope*, oog zijn geen hulpmiddelen nodig.

Zenuwvoorziening

De ontvangen beelden gaan via de nervus opticus naar de optische centra in de hersenen. Bij uitschakeling van het primaire centrum zal iemand, ondanks volstrekt normale ogen, niets meer zien. Wanneer een van de secundaire centra (de visuele cortex) is uitgeschakeld, zal deze persoon niets meer kunnen herkennen of interpreteren.

Benige en weke delen

Het oog ligt in de oogkas (*orbita*), die gevormd wordt door bepaalde schedelbeenderen. Het oog wordt beschermd door de orbita en aan de voorkant door de oogleden (*palpebrae*). Aan de achterkant van het oog zit een beschermende buffer van vet. De oogleden beschermen samen met de traanklieren (*glandulae lacrimales*) het oog tegen stof en dergelijke. Het vocht dat door de traanklieren wordt afgescheiden, spoelt stofjes weg die zich op de cornea bevinden. Zo worden beschadigingen van de cornea in veel gevallen vermeden.

14.3 Woordenlijst

In ▶ H. 1 zijn algemene regels voor de uitspraak van Latijnse woorden gegeven. In deze woordenlijst vind je nog extra aanwijzingen voor een juiste uitspraak:
- Een onderstreping betekent dat de klemtoon op de onderstreepte klinker ligt, bijvoorbeeld: erytrocyt.
- Een 'woord' tussen rechte haken geeft (bij benadering) de letterlijke uitspraak van de medische term, bijvoorbeeld: [eerietroosiet].

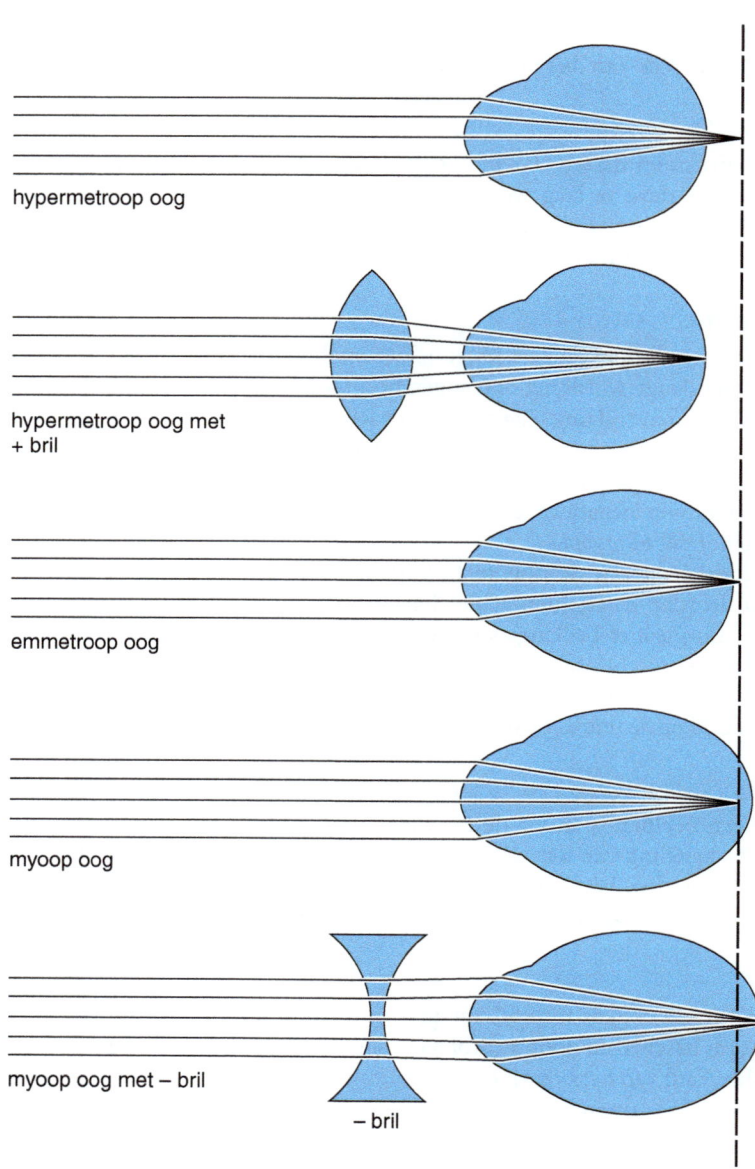

Figuur 14.6 Lenswerking

14.3 · Woordenlijst

accommodatie	– aanpassing van de bolling van de lens [akkommoodaatsie]
cerumen	– oorsmeer [seruumen]
chemisch zintuig	– zintuig dat reageert op chemische stof (reuk, smaak)
choroidea	– vaatvlies [gooroo-iede-jaa]
cochlea	– slakkenhuis van het inwendige oor [kogle-jaa]
conjunctiva	– oogbindvlies [konjunktieva]
cornea	– hoornvlies [korne-jaa]
corpus ciliare	– straalvormig lichaam [korpus sielie-aare]
corpus vitreum	– glasachtig lichaam [korpus vietre-jum]
emmetroop	– normaal gezichtsvermogen
gevoelszintuig	– zintuig dat reageert op temperatuur, pijn, aanraking/druk, of spanning van een spier
gezichtszintuig	– oog
glandulae lacrimales	– traanklieren [glanduulee laakriemaales]
incus	– aambeeld [inkus]
iris	– regenboogvlies
labyrint	– inwendige oor [laabierint]
lichaampjes van Meissner	– tastlichaampjes in de huid
macula retinae	– gele vlek (ook wel: macula lutea) [maakuulaa reetienee]
malleus	– hamer [malle-jus]
meatus acusticus externus	– uitwendige gehoorgang [me-jaatus akoestiekus èkstèrnus]
membrana tympani	– trommelvlies (ook wel: tympanon) [timpaanon]
nervus opticus	– oogzenuw [optiekus]
nervus vestibularis	– evenwichtszenuw [vèstiebuularis]
orbita	– oogkas
orgaan van Corti	– plaats in de cochlea waar de geluidstrilling wordt opgevangen en overgebracht op de gehoorzenuw
palpebra	– ooglid
propriocepsis	– positiezin
pupil	– beweeglijke opening in het regenboogvlies
refractie	– breking; de richtingverandering die lichtstralen in het oog ondergaan
retina	– netvlies
sclera	– harde oogrok [skleeraa]
stapes	– stijgbeugel
temperatuurzintuig	– zintuig dat reageert op een temperatuurverschil
tuba Eustachii	– buis van Eustachius, verbinding tussen het middenoor en de neusholte [tuubaa uistaagie-ie]

visus	– gezichtsscherpte
zintuig	– een orgaan dat specifieke prikkels opvangt en ze vervolgens via een sensorische (sensibele) zenuw transporteert naar de hersenen, waar een reactie (reflex) of een bewuste waarneming ontstaat

■ **Vragen en opdrachten**
1. Wat is een zintuig?
2. Welke groepen zintuigen ken je?
3. Waarom ruikt een hond beter dan een mens?
4. Waar ontvangt het tastzintuig zijn prikkels?
5. Welke smaken kan het smaakzintuig herkennen?
6. Waaruit bestaat het gehoorzintuig?
7. Hoe worden geluidstrillingen die het oor bereiken, versterkt?
8. Wat gebeurt er in het inwendige oor?
9. Wat is de taak van de tuba Eustachii?
10. Hoe werkt het gezichtszintuig?
11. Wat is de gele vlek en wat is de blinde vlek?
12. Waarom hebben mensen met het stijgen der jaren vaker een leesbril nodig?
13. Welke structuren ondersteunen het gezichtszintuig en beschermen het?

Geslachtsorganen

15.1 Inleiding – 168

15.2 Mannelijke geslachtsorganen – 168
15.2.1 Hormonen – 168
15.2.2 Bouw en functie – 168

15.3 Vrouwelijke geslachtsorganen – 170
15.3.1 Hormonen – 170
15.3.2 Bouw en functie – 172

15.4 Woordenlijst – 176

© Bohn Stafleu van Loghum is een imprint van Springer Media B.V., onderdeel van Springer Nature 2021
G. H. Mellema, *Medische terminologie anatomie en fysiologie*, Basiswerk AG,
https://doi.org/10.1007/978-90-368-2578-8_15

15.1 Inleiding

De voortplantingsorganen van de mens, ook wel de geslachtsorganen genoemd, zijn bij de man en de vrouw uiteraard verschillend gebouwd. De mannelijke geslachtsorganen hebben als taak zaadcellen (*spermatozoa*) te produceren (in de testikels), en deze spermatozoa via geslachtsgemeenschap (*coïtus*) in te brengen bij de vrouw, waarna ze contact kunnen maken met de vrouwelijke eicel (*ovum*) en deze kunnen bevruchten.

De vrouwelijke geslachtsorganen zijn zo gebouwd, dat ze eicellen kunnen produceren die, indien bevrucht, in de baarmoeder kunnen uitgroeien tot een mens. Door de geboorte krijgt deze mens een zelfstandig bestaan. Na de geboorte is het moederlichaam in staat via de borsten (*mammae*) het jonge kind te voeden met moedermelk.

Zowel bij de mannen als de vrouwen onderscheiden we primaire en secundaire geslachtskenmerken. Primair wil zeggen dat ze reeds bij de geboorte aanwezig zijn, zoals de teelballen, de prostaat en het mannelijk lid bij de man en de eierstokken, de baarmoeder en de schede bij de vrouw. Secundaire geslachtskenmerken ontstaan tijdens en na de puberteit, zoals een verandering van het beharingspatroon, een grotere adamsappel bij de man en de ontwikkeling van borsten bij de vrouw.

15.2 Mannelijke geslachtsorganen

15.2.1 Hormonen

Testosteron is het belangrijkste mannelijke geslachtshormoon. Het wordt in de testes en de bijnierschors gevormd en zorgt voor de ontwikkeling van het zaad (*semen* of *sperma*), maar ook voor de mannelijke bouw van het lichaam en de beharing. Dit hormoon zorgt voor het functioneren van de mannelijke geslachtsorganen. Testosteron heeft ook invloed op het gedrag van de man.

15.2.2 Bouw en functie

In de balzak (*scrotum*), dat als een zakje onder het lichaam hangt, bevinden zich de beide mannelijke geslachtsklieren (*testes*), waarop zich een bijbal (*epididymis*) bevindt. Deze gaat over in een zaadstreng, de *funiculus spermaticus*, waarin zich de zaadleider (*ductus deferens*) bevindt. In de ductus deferens monden ook zaadblaasjes (*vesiculae seminales*) uit, die zich aan de achterkant van de *prostaat* bevinden. De ductus deferens eindigt in de *urethra*. Zo komt bij een zaadlozing (*ejaculatie*) het mannelijk zaad (*sperma*) via het mannelijk lid (*penis*) naar buiten (◘ fig. 15.1).

Geslachtsklieren

De *testes* (enkelvoud: *testis*) produceren in een groot aantal zaadkanaaltjes de *spermatozoa*. Deze zaadcellen ontstaan doordat de kiemcellen in de wand van de zaadkanaaltjes zich via een reductiedeling (*meiose*) vermenigvuldigen. De cellen veranderen in een kern met daaraan een staartje. Ze maken zich los uit het zaadkanaaltje en worden vervoerd naar de kop van de epididymis (◘ fig. 15.2 en 15.3). De epididymis scheidt een product af dat de spermatozoa tot rust brengt, waardoor ze daar gemakkelijker bewaard kunnen worden.

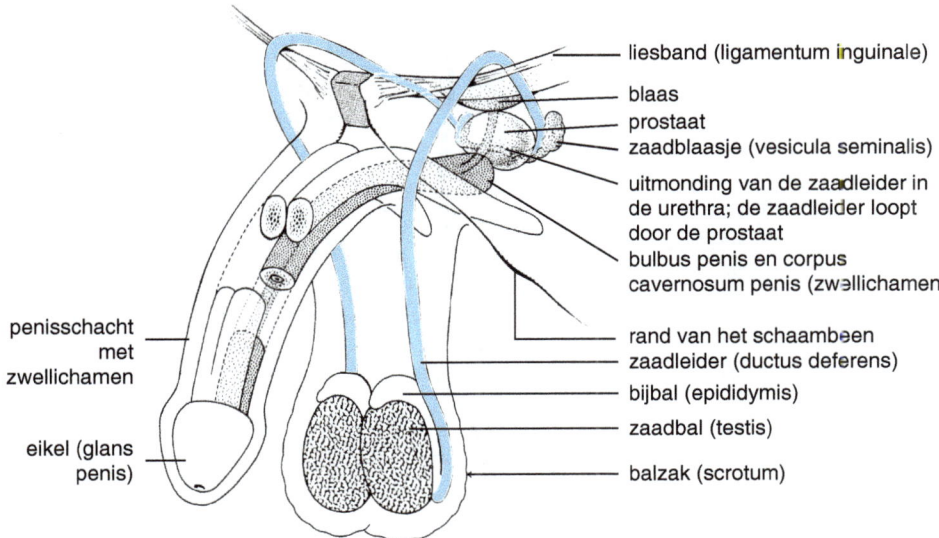

◘ **Figuur 15.1** De mannelijke geslachtsorganen

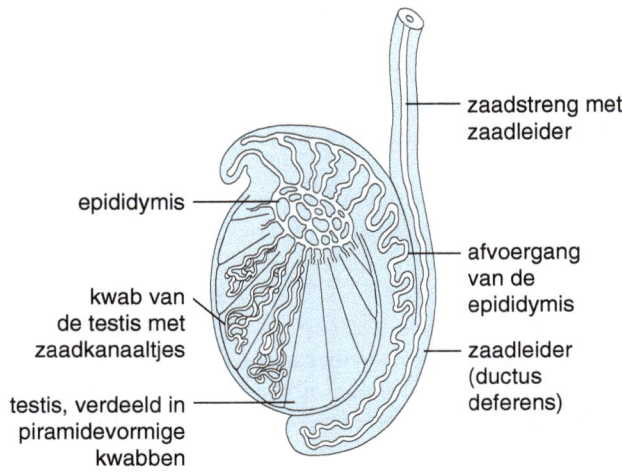

◘ **Figuur 15.2** Doorsnede van de testis

De testes maken ook het mannelijke geslachtshormoon (*testosteron*) aan, evenals een kleine hoeveelheid vrouwelijk geslachtshormoon (*oestrogeen*).

Zaadleider en zaadblaasjes

Uit de epididymis ontspringt de ductus deferens, die omgeven is door een laagje glad spierweefsel. Ingebed in de *funiculus spermaticus*, een streng waarin zich ook de toevoerende en afvoerende bloedvaatjes bevinden, loopt de ductus deferens door het lieskanaal

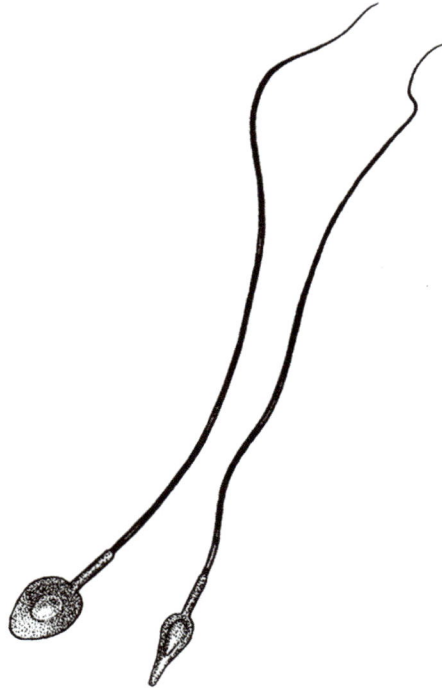

◘ **Figuur 15.3** Een volgroeide zaadcel, van bovenaf en van opzij gezien

naar de *vesiculae seminales*, die zich achter de prostaat bevinden. In deze zaadblaasjes wordt het vocht gevormd waarin de spermatozoa zich bevinden bij een zaadlozing (*ejaculatie*). Samen met dit vocht worden dan circa 20 miljoen spermatozoa via de urethra geloosd. Dit is het *sperma*.

Ook de prostaat produceert een slijmerig vocht dat als onderdeel van het sperma (mannelijk zaad) via de urethra het lichaam verlaat.

Penis

De penis is een staafvormig orgaan dat bestaat uit twee grote zwellichamen (*corpora cavernosa penis*) en een wat kleiner zwellichaam (*corpus cavernosum urethrae*), dat de urethra helemaal omgeeft. Door een snelle vulling met bloed kunnen deze zwellichamen sterk opzetten en de penis stijf doen worden: een *erectie*. Aan het einde van de penis ligt de eikel (*glans penis*), omgeven door de voorhuid (*preputium*).

15.3 Vrouwelijke geslachtsorganen

15.3.1 Hormonen

De productie van vrouwelijke geslachtshormonen wordt geregeld via de hypofyse. De voorkwab van de hypofyse produceert de twee vrouwelijke 'trope'-geslachtshormonen: het *follikelstimulerend hormoon (FSH)* en het *luteïniserend hormoon (LH)*. Deze twee

15.3 · Vrouwelijke geslachtsorganen

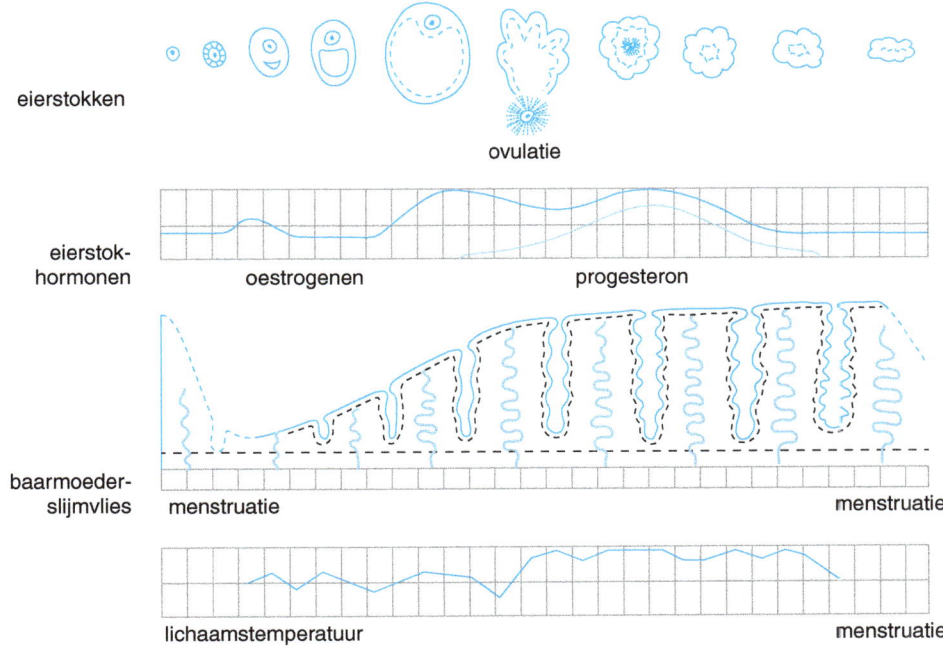

• **Figuur 15.4** Schematische voorstelling van de menstruele cyclus

hormonen werken op de eierstokken (*ovaria*), die vrouwelijke geslachtshormonen produceren. Bij een zwangerschap werken FSH en LH ook op de wand van de baarmoeder (*uterus*). De binnenste slijmvlieslaag van de uterus (*endometrium*) produceert bij een zwangerschap ook een vrouwelijk geslachtshormoon.

Progesteron zorgt ervoor dat de eicel (*ovum*) in het geval van zwangerschap van voedsel wordt voorzien en verder kan groeien. Tevens zorgt het ervoor dat de baarmoederspier niet samentrekt. Progesteron laat ook de lichaamstemperatuur met ongeveer een halve graad stijgen. Omdat dit hormoon pas na de eisprong wordt afgescheiden, kan de vrouw door een temperatuurcurve bij te houden nagaan of ze een eisprong heeft gehad – en zo ja, wanneer. De verhoging treedt op na de eisprong en duurt tot circa de 27ste dag van de cyclus (• fig. 15.4).

Oestrogenen, een andere groep vrouwelijke geslachtshormonen, spelen een belangrijke rol bij ontwikkelingen in de puberteit, zoals de groei van de baarmoeder en vagina en de ontwikkeling van de borsten. Ook spelen deze hormonen een rol bij het reguleren van de menstruele cyclus en bij zwangerschap. Oestrogenen worden bij vrouwen onder andere afgescheiden door de eierstokken. Ze zijn ook van belang voor de productie van het cervixslijm (dat weer van invloed is op de activiteit en levensduur van zaadcellen die de vagina binnenkomen).

Oestrogenen komen in lage concentraties ook voor in het mannelijk lichaam, maar het is nog niet helemaal duidelijk welke functies de oestrogenen bij de man hebben. Bij jongens kan een toename van oestrogeen in de puberteit borstgroei veroorzaken. Dit wordt *gynaecomastie* genoemd.

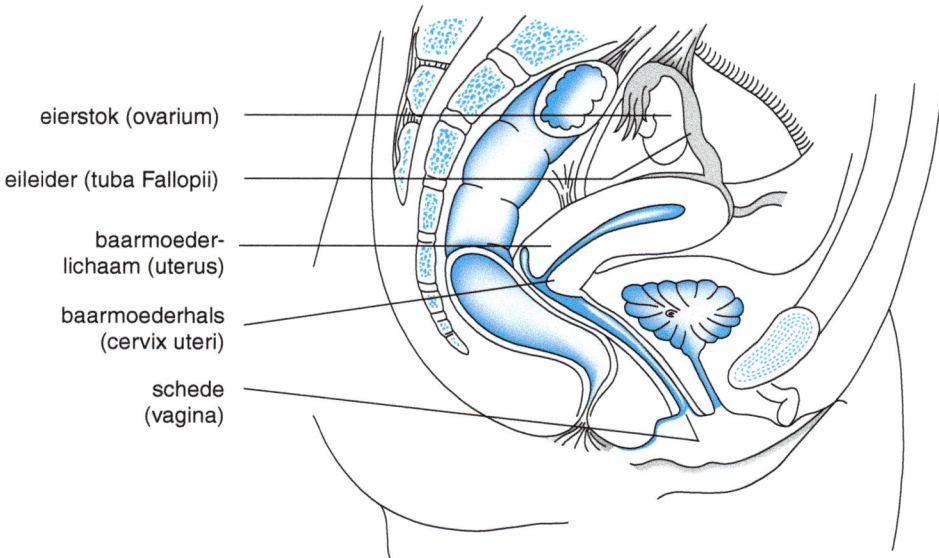

Figuur 15.5 Schema van de vrouwelijke geslachtsorganen

15.3.2 Bouw en functie

De vrouwelijke geslachtsorganen bestaan uit (fig. 15.5):
- de eierstokken (*ovaria*);
- de eileiders (*tubae Fallopii* of *tubae uterinae*) met de ophangbanden (*ligamenten*) en omgevend weefsel (*parametrium*);
- de baarmoeder (*uterus*);
- de schede (*vagina*);
- de borsten (*mammae*), één van de secundaire geslachtskenmerken.

Eierstokken

De eierstok (*ovarium*, meervoud: *ovaria*) is een amandelvormig orgaan, ongeveer zo groot als een luciferdoosje met afgeronde hoeken. De eierstokken bevinden zich links en rechts van de uterus. Een ovarium bestaat uit bindweefsel waarin een groot aantal eiblaasjes (follikels) is ingebed. Onder invloed van de vrouwelijke geslachtshormonen komt er tijdens elke menstruatiecyclus één follikel tot rijping. De rijpe eicel wordt naar de rand van het ovarium gedrongen en groeit ten slotte door de wand van de Graafse follikel. Daarna wordt de eicel naar buiten uitgestoten. Dit is de eisprong (ovulatie).

Eileiders

Als de ovulatie plaatsvindt, wordt de eicel opgevangen door de eileider (*tuba Fallopii* of *tuba uterina*). Het is een trechtervormig orgaan dat zich met het brede, tubavormige einde over de eierstok heen buigt en met het smalle uiteinde in de baarmoeder uitkomt. De functie van de tuba is het opvangen en transporteren van de eicel die bij de ovulatie is vrijgekomen.

Baarmoeder

De baarmoeder (*uterus*) heeft als functie:
- het ontvangen van de bevruchte eicel;
- het creëren van de juiste omstandigheden, zodat deze vrucht zich kan ontwikkelen;
- het uitdrijven van de voldragen vrucht.

De uterus bestaat uit:
- het lichaam (*corpus uteri*);
- de hals (*cervix uteri*);
- de baarmoedermond (*portio*).

Aan de binnenzijde is de uterus bekleed met slijmvlies, het *endometrium*. Hieromheen zit een stevige spierlaag (*myometrium*).

Schede

De schede (*vagina*) is de verbinding tussen de *uterus* en de buitenwereld. De buisvormige vagina omhult het uiteinde van de uterus (*portio*) en eindigt in een holte waar ook de urethra uitmondt (*vestibulum vaginae*). Het maagdenvlies (*hymen*) bedekt de vaginale holte gedeeltelijk. Soms scheurt dit iets in bij de eerste geslachtsgemeenschap (*coïtus*). Aan de binnenkant van de vagina bevinden zich slijmklieren. Deze scheiden vocht af dat het interne milieu van de vagina beschermt tegen ziekmakende (*pathogene*) micro-organismen.

Het uitwendige geslachtsorgaan (*vulva*) van de vrouw bestaat uit:
- de buitenste of grote schaamlippen (*labia majora*);
- de binnenste of kleine schaamlippen (*labia minora*);
- de voorhof van de vagina (*vestibulum vaginae*);
- de kittelaar (*clitoris*);
- de venusheuvel (*mons pubis*).

Op de plaats waar de labia minora aan de voorzijde samenkomen, is een klein zwellichaam, de clitoris, zichtbaar. De clitoris is groter dan wat aan de buitenkant te zien is, want het loopt net onder de huid door tot onder de labia majora. Het grootste deel van de clitoris ligt dus inwendig. In de clitoris bevinden zich veel tastzintuigcellen: zo'n 8.000. Daardoor is de clitororis ontzettend gevoelig. Bij veel vrouwen leidt prikkeling van de clitoris tot een orgasme.

In de wand van het vestibulum vaginae liggen de klieren van Bartholin (*glandulae Bartholini*). Ze scheiden slijm af dat de vagina tijdens de coïtus bevochtigt.

Borsten

De borsten van de vrouw (◘ fig. 15.6) behoren tot de secundaire geslachtskenmerken. Ze hebben met de voortplanting in eerste instantie weinig te maken, maar zijn essentieel voor de borstvoeding en onderdeel van de vrouwelijke kenmerken.

De mammae liggen op een onderlaag van spieren, de musculus pectoralis major. Elke borstklier bestaat uit twaalf tot zestien kliertrossen. Deze zijn omgeven door een laagje vet. Dit geeft vorm aan de borsten. De uitvoergangen van al deze klieren komen samen in de tepel. De tepel heeft een bruine pigmentatie, evenals de tepelhof die zich duidelijk herkenbaar om de tepel vormt. In de tepelhof monden zweetkliertjes uit.

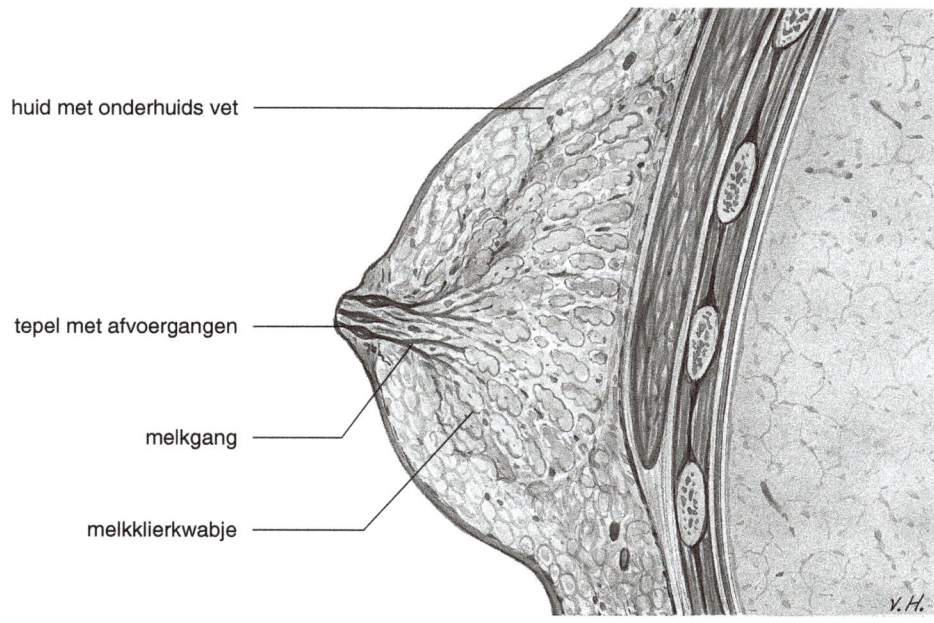

Figuur 15.6 De borstklier (mamma)

Door een aantal hangspiertjes kan de tepel zich strekken en oprichten (*erectie*). Deze erectie ontstaat onder invloed van prikkels (kou, aanraking). Ook kunnen onder invloed van kleine spiertjes de melkafvoergangen gesloten worden gehouden.

De borsten worden van bloed voorzien door een zijtakje van de arteria subclavia en takjes van de arteria intercostalis.

De lymfe die zich – zoals in elk orgaan – in de mammae vormt, gaat via lymfeklieren naar de oksel. Dit is van belang bij eventuele uitzaaiingen van een kankergezwel in de borsten.

De groei van de borsten staat onder invloed van *oestrogene hormonen*. Deze groei wordt vooral tijdens de zwangerschap door *progesteron* versterkt. Het hypofysehormoon *prolactine* zorgt voor de melksecretie na de bevalling.

Ovulatie en menstruatie

Na de puberteit groeien de follikels in de ovaria tot allerlei rijpingsstadia uit. Er ontstaan met vocht gevulde holten in deze follikels, en op een bepaald moment barst de rijpe follikel (die dan *Graafse follikel* heet). De eicel wordt uit de Graafse follikel gestoten, samen met het vocht dat zich in de follikel bevond. Dit is de eisprong of *ovulatie*. Dit proces voltrekt zich onder invloed van hormonen die door de hypofyse worden uitgescheiden.

De rijpe Graafse follikel scheidt het hormoon *oestrogeen* af. Dit hormoon zorgt ervoor dat het slijmvlies van de binnenwand van de baarmoeder (*endometrium*) zich gaat verdikken. De klieren in dit endometrium gaan voedinghoudend vocht afscheiden, zodat de uteruswand voorbereid wordt op de ontvangst van een bevruchte eicel. Dit is de *groei-* of *proliferatiefase* in de totale cyclus van ovulatie tot innesteling of afstoting (*menstruatie*) van het endometrium (fig. 15.4).

15.3 · Vrouwelijke geslachtsorganen

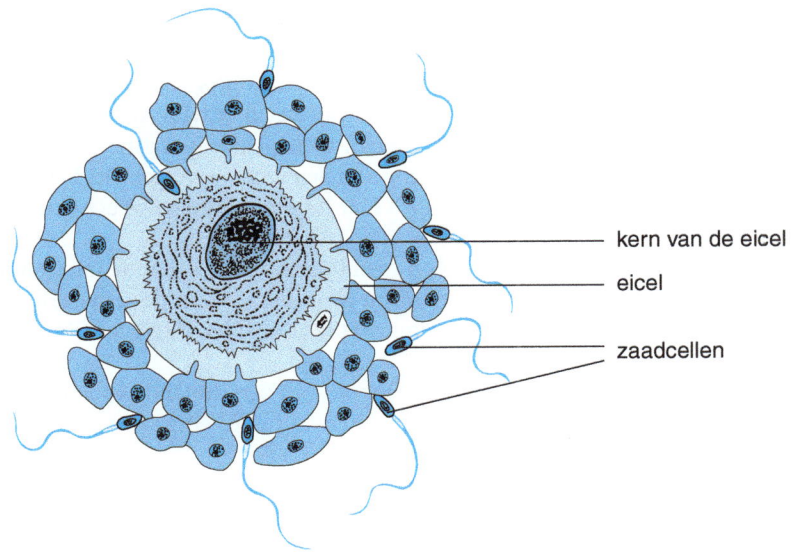

Figuur 15.7 Eicel met zaadcellen

De lege follikel die na de ovulatie is ontstaan, wordt opgevuld met cellen. Deze cellen vormen een gele kleurstof; daarom wordt deze gekleurde follikel vanaf dat moment het gele lichaam (*corpus luteum*) genoemd. Het corpus luteum ontstaat onder invloed van het luteïniserend hormoon (LH) uit de hypofysevoorkwab. Het corpus luteum vormt het hormoon progesteron, dat ervoor zorgt dat de verdikking van en klierafscheiding in het baarmoederslijmvlies doorzetten. Omdat er veel secreet door de klieren wordt afgescheiden, heet deze periode de *secretiefase*.

Wanneer de uitgestoten eicel niet wordt bevrucht, zal het corpus luteum na ongeveer tien tot twaalf dagen verschrompelen en stopt de progesteronproductie. Het in de baarmoeder gevormde slijmvlies wordt afgestoten. Dit gaat gepaard met bloedverlies: de menstruatie. Deze vindt ongeveer veertien dagen na de ovulatie plaats.

Wordt de eicel wel bevrucht, dan blijft het corpus luteum bestaan en gaat de progesteronproductie door. Het corpus luteum gaat na drie maanden te gronde, maar de placenta produceert dan zelf voldoende progesteron om de zwangerschap in stand te houden.

Bevruchting

De eicel die uit de Graafse follikel wordt uitgestoten, zal vrijwel altijd 'gevangen' worden door de weefselflarden (*fimbriae*) die het uiteinde vormen van de eileider (*tuba Fallopii*). In deze tuba kan de eicel een zaadcel (*spermatozoön*) ontmoeten die bij de geslachtsgemeenschap (*coïtus*) in de vagina is ingebracht. Deze samensmelting noemen we de bevruchting (*conceptie*, fig. 15.7).

Eicel en zaadcel ontstaan door een reductiedeling (*meiose*) en hebben maar de helft van het aantal chromosomen dat voor een 'normale lichaamscel' noodzakelijk is. Bij samensmelting van deze geslachtscellen krijgt de bevruchte cel weer het 'normale' aantal van 46 chromosomen. De eerste celdeling vindt na circa 24 uur plaats. Drie tot vier dagen na de bevruchting (de vrucht telt nu zestien cellen) begint het zich ontwikkelende embryo al te veranderen en beginnen de genen van het embryo te functioneren. Omstreeks de vierde dag na de bevruchting komt in de cellen van het embryo ook een proces op gang dat differentiatie wordt genoemd. Tijdens dit proces deelt de enkele eicel zich tot cellen die alle gecompliceerde weefsels van het menselijk lichaam vormen: de botten, inwendige organen, hersenen, zintuigen, voortplantingsorganen enzovoort. De cellen, die zich nu in een hoog tempo delen, nestelen zich vervolgens in het al voorbereide endometrium in. De cellen kunnen zich hier tot een voldragen vrucht ontwikkelen: de zwangerschap.

Humaan choriongonadotrofine (HCG) is een hormoon dat vanaf de innesteling door het embryo (en dus niet door de moeder) wordt geproduceerd. In de urine van de vrouw is dit soms al twee weken na de bevruchting aantoonbaar (één dag over tijd). Zwangerschapstests zijn hierop gebaseerd.

Voor een normale bevruchting (*conceptie*) moet aan verschillende voorwaarden worden voldaan:
- Er moet een rijpe eicel aanwezig zijn.
- Er moeten voldoende gezonde spermatozoa bij de ejaculatie vanuit de mannelijke penis in de vagina terechtkomen.
- Er moeten geen beletselen zijn die de ontmoeting tussen de eicel en het spermatozoön kunnen belemmeren. Hiermee wordt onder andere bedoeld:
  - geen mechanische beletselen, zoals een verstopte tuba Fallopii of problemen in de uterus;
  - de zuurgraad (pH) in de vagina moet goed zijn, zodat de spermatozoa beweeglijk blijven.

15.4 Woordenlijst

In ▶ H. 1 zijn algemene regels voor de uitspraak van Latijnse woorden gegeven. In deze woordenlijst vind je nog extra aanwijzingen voor een juiste uitspraak:
- Een onderstreping betekent dat de klemtoon op de onderstreepte klinker ligt, bijvoorbeeld: erytrocyt.
- Een 'woord' tussen rechte haken geeft (bij benadering) de letterlijke uitspraak van de medische term, bijvoorbeeld: [eerietroosiet].

cervix uteri	– baarmoederhals [sèrviks uuterie]
clitoris	– klein zwellichaam dat deel uitmaakt van de uitwendige, vrouwelijke geslachtsorganen [klietoris]
coïtus	– geslachtsgemeenschap [koo-ietus]
conceptie	– bevruchting [konsèpsie]
corpus cavernosum penis	– zwellichaam in de penis [korpus kaavernoosum]
corpus luteum	– 'geel lichaam', ontstaat na het barsten van de Graafse follikel [korpus luutee-jum]
corpus uteri	– baarmoederlichaam [korpus uuterie]
ductus deferens	– afvoergang van sperma uit de epididymis [duktus deeferèns]

15.4 · Woordenlijst

ejaculatie	– zaadlozing [eejakuulaatsie]
endometrium	– binnenste slijmvlieslaag van de uterus [èndoomeetrie-jum]
epididymis	– bijbal [eepiediedimis]
fimbriae	– weefselflarden aan de tuba [fimbrie-jee]
FSH	– follikelstimulerend hormoon (hypofysehormoon)
funiculus spermaticus	– streng, waarin zich de ductus deferens en aan- en afvoerer de bloedvaten van de testikels bevinden [fuuniecuulus spèrmaatiekus]
glandulae Bartholini	– slijmproducerende klieren in de vulva [glanduulee bartolienie]
glans penis	– het uiteinde van de penis (de eikel)
Graafse follikels	– blaasjes in de ovaria waarin de eicellen zich ontwikkelen
hymen	– maagdenvlies [hiemen]
labium	– schaamlip (meervoud: labia) [laabie-jum]
LH	– luteïniserend hormoon (hypofysehormoon)
ligament	– bindweefselband
mamma	– borstklier (meervoud: mammae)
meiose	– reductiedeling [mei-joose]
menstruatie	– ongesteldheid
mons pubis	– venusheuvel
myometrium	– spierlaag van de uterus [mie-joomeetrie-jum]
oestrogeen	– vrouwelijk geslachtshormoon [eustroogeen]
ovarium	– eierstok, waarin de eicellen tot rijping komen (meervoud: ovaria) [oovaarie-jum]
ovulatie	– eisprong
penis	– mannelijk lid
portio	– baarmoedermond [portie-joo]
preputium	– voorhuid [preepuutie-jum]
progesteron	– vrouwelijk geslachtshormoon
prolactine	– hypofysehormoon dat onder andere zorgt voor de moedermelkproductie na de bevalling [proolaktiene]
scrotum	– balzak [skrootum]
semen; sperma	– zaad
spermatozoön	– zaadcel [spèrmaatoozoo-on]
testis	– mannelijke geslachtsklier; teelbal
testosteron	– mannelijk geslachtshormoon
tuba Fallopii of tuba uterina	– eileider (meervoud: tubae Fallopii of tubae uterinae) [falloppie-ie]
urethra	– urineafvoerbuis [uureetraa]
uterus	– baarmoeder

vagina	– schede
vesicula seminalis	– zaadblaasje, liggend achter de prostaat [vesiekuula]
vestibulum vaginae	– voorhof (vrouwelijke genitale opening)
vulva	– uitwendig vrouwelijk geslachtsorgaan

■ Vragen en opdrachten

1. Wat wordt door de testes geproduceerd?
2. Wat zijn de onderdelen van de inwendige, vrouwelijke geslachtsorganen?
3. Welke geslachtshormonen worden door de vrouw geproduceerd?
4. Waar worden deze gevormd en waarop werken ze?
5. Hoe verloopt de menstruele cyclus?
6. Wat gebeurt er wanneer een eicel bevrucht wordt en zich innestelt in het endometrium van de uterus?

GPSR Compliance
The European Union's (EU) General Product Safety Regulation (GPSR) is a set of rules that requires consumer products to be safe and our obligations to ensure this.

If you have any concerns about our products, you can contact us on

ProductSafety@springernature.com

In case Publisher is established outside the EU, the EU authorized representative is:

Springer Nature Customer Service Center GmbH
Europaplatz 3
69115 Heidelberg, Germany

www.ingramcontent.com/pod-product-compliance
Ingram Content Group UK Ltd.
Pitfield, Milton Keynes, MK11 3LW, UK
UKHW050417240426
12048UKWH00014B/680